Thomas Klie

Recht auf Demenz

DANK

Das Buch wäre nicht ohne die Ermutigung, Unterstützung, Inspiration und Koproduktion von folgenden mir auch über das Buch hinaus bedeutsamen Menschen entstanden.

Mit Reimer Gronemeyer entstand die Idee zum Buch, Aenne Glienke fand den Verlag, Christine Moeller-Bruker war maßgeblich beteiligt an den acht Geschichten, Milorad Pajovic machte es möglich, auf die Befunde des DAK-Pflegereportes zurückzugreifen, Wilhelm Haumann ist die vorzügliche Bevölkerungsumfrage zu verdanken, Helmut Hildebrandt mit seinem Team steht für die kompetente Auswertung von GKV-Routinedaten, Peter Gaymann sorgte nicht zuletzt in der Coronazeit für einen menschenfreundlichen Humor – auch in »Sachen Demenz« und ohne Stefanie Oyoyo wäre das Manuskript niemals geschrieben worden.

Zu danken habe ich auch dem Verlag, der sich auf einen neuen Autor mit einem ungewöhnlichen Thema eingelassen hat.

Thomas Klie

Recht auf Demenz
Ein Plädoyer

HIRZEL

In diesem Buch werden aus Gründen der besseren Lesbarkeit verschiedene Formen der Schreibweisen der Geschlechter verwendet. Weibliche und anderweitige Geschlechteridentitäten werden dabei ausdrücklich mitgemeint, soweit es für die Aussage erforderlich ist.

Ein Markenzeichen kann warenrechtlich geschützt sein, auch wenn ein Hinweis auf etwa bestehende Schutzrechte fehlt.

Bibliografische Information der Deutschen Nationalbibliothek
Die Deutsche Nationalbibliothek verzeichnet diese Publikation in der Deutschen Nationalbibliografie; detaillierte bibliografische Daten sind im Internet unter https://portal.dnb.de abrufbar.

Jede Verwertung des Werkes außerhalb der Grenzen des Urheberrechtsgesetzes ist unzulässig und strafbar. Dies gilt insbesondere für Übersetzungen, Nachdruck, Mikroverfilmung oder vergleichbare Verfahren sowie für die Speicherung in Datenverarbeitungsanlagen.

Dieses Werk wurde vermittelt durch Aenne Glienke | Agentur für Autoren und Verlage, www.AenneGlienkeAgentur.de

Bildnachweis:
S. 21, 106: © Peter Gaymann; S. 40: © Schneider & al., Neurology 69: 2197–2204, 2007; S. 84: © AGP Sozialforschung im FIVE e. V.; S. 90, 92, 97: © IfD-Allensbach; S. 100: © Optimedis; In: DAK-Pflegereport 2017, S. 78.

1. Auflage 2021
ISBN 978-3-7776-2901-8 (Print)
ISBN 978-3-7776-2971-1 (E-Book, epub)

© 2021 S. Hirzel Verlag
Birkenwaldstraße 44, 70191 Stuttgart
Printed in Poland
Lektorat: Ulrike Burgi, Köln
Einbandgestaltung: semper smile, München
Satz: Satzpunkt Ursula Ewert GmbH, Bayreuth
Druck und Bindung: Drukarnia Dimograf, Bielsko-Biała

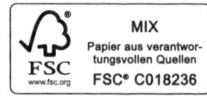
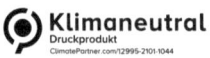

www.hirzel.de

Inhalt

(Persönliches) Vorwort 7

Einführung 13
Demenz – ein Thema mit symbolischer Bedeutung für unsere
Gesellschaft 14
Menschen mit Demenz als Mitmenschen 21
Menschen mit Demenz in Gefahr? 27

Demenz – was wir wissen sollten 35
Epidemiologie 36
Ursachen 37
Therapie 41

Ein gutes Leben mit Demenz? 43
Zwischen Solidarität und Ausgrenzung 51
Prävention 59
Rechtliche Vorsorge 63
Therapeutische Ziele und Möglichkeiten 69
Menschenrechte und Demenz 75
Gibt es ein gutes Leben mit Demenz? Annäherung durch Forschung ... 87

Leben mit Demenz – acht Geschichten von Betroffenen 105
»Es darf nicht auf einem Paar Schultern landen, sondern muss
verteilt sein ...« 107
»Ich wollte das allein schaffen.« 110
»... dann heißt es immer: ›Wir haben kein Personal‹.« 114
»Immer wieder ran ans Klavier und üben. Das ist, glaube ich, sein
Lebenselixier.« 118
»Denn ich bin ja hier richtig, möchte ich sagen, gefangen.« . 123
»Dann vergaß sie zu essen und zu trinken, und wir haben das
erste Mal an Demenz gedacht.« 127
»Also, ich hatte den Eindruck, dass mein Papa gern gelebt hat –
bis zum Schluss.« 130
»Mich hat sie einige Male schon aus der Wohnung geworfen ...« .. 134

Gegen die Angst – Erfahrungen und Bilder guten Lebens mit Demenz.. 139
Ars vivendi dementia... 142
Leben im Gefängnis der Sorge 145
Die dunklen Seiten der Demenz 148
Hilfreiche Hilfen?.. 149
Geteilte Verantwortung 151

Ausblick: Caring Community................................. 153

Anhang 163

(Persönliches) Vorwort

Ein gutes Leben mit Demenz: Darum ringen alltäglich Hunderttausende von Haushalten in Deutschland, in Wohngemeinschaften, in gut geführten Heimen. An- und Zugehörige, Ehrenamtliche, Professionelle aus Medizin und Pflege und Sozialer Arbeit: Sie stehen für dieses Ringen, das für viele ihren beruflichen oder privaten Alltag prägt. Stellt man sich all diese Menschen vor mit all ihr Empathie, Kreativität, Menschenfreundlichkeit, ihrem Wissen, Geduld und ihrer Disziplin, so macht das Mut. Es entsteht das Bild einer sich sorgenden Gesellschaft, die es als eine kulturelle Leistung versteht, dass Menschen mit Demenz ein gutes Leben führen können. Das gelingt nicht immer. Das gelingt auch gesunden Menschen nicht. Auch sind Menschen mit Demenz keine Engel, sondern wie wir alle Menschen mit Stärken und Schwächen. Auch können wir, wie in der Erziehung von Kindern und Jugendlichen, auch in der Sorge um und bei der Pflege von Menschen mit Demenz scheitern. Das Scheitern im Einzelfall, die Geschichten von Menschen, die an einer Demenz verzweifeln, dürfen uns nicht davon abhalten, weiter für Bedingungen guten Lebens für Menschen mit Demenz einzutreten.

Demenz ist zunächst ein Einzelschicksal, die Diagnose verändert unser Leben grundlegend. Demenz ist aber im Wesentlichen eine gesellschaftliche und kulturelle Herausforderung. Und Demenz ist eine der größten und verbreitetsten Krankheiten und Behinderungsformen unserer Zeit. Das kommt, wie Reimer Gronemeyer immer wieder betont, nicht von ungefähr. In einer Zeit der größten Verfügbarkeit von Informationen, von unendlichen Datenmengen, in einer Zeit der Digitalisierung, in einer Zeit, in der für uns immer weniger verständlich wird, wie unsere Welt tickt, wie wir uns in ihr verhalten sollen, in Zeiten von fake news: Da passt die Demenz als Krankheit zu unserer Zeit? In seinem Buch »Raus aus der Demenz-Falle!« (Hüther, 2019) formuliert Gerald Hüther drei zentrale Gedanken und Wege für die Voraussetzung von Demenzprophylaxe: Verstehbarkeit, Gestaltbarkeit und Sinnhaftigkeit. Noch so viele Achtsamkeitsübungen werden unsere Gesellschaft und unsere Welt (allein) nicht aus der Demenz-Falle führen können. Demenz aber zum Anlass zu nehmen, die zentralen Werte unseres Lebens auf den Prüfstand zu stellen, dazu kann Demenz dienen, dazu können Menschen mit Demenz als unsere Lehrmeister ihren Beitrag leisten. Auch die Coronapandemie stellt uns vor ähnliche Grundsatzfragen, die Papst Franziskus in seiner Enzyklika »Fratelli tutti« jüngst aufgegriffen hat mit dem Appell nach Geschwisterlichkeit und sozialer Freundschaft.

Viele Leserinnen und Leser dieses Buches sind »demenzerfahren«: In meinem Alter gibt es kaum eine Party, kaum ein Abendessen, bei dem nicht irgendeiner aus dem Freundes- und Bekanntenkreis von seinen privaten Erfahrungen und Sorgen um einen Menschen mit Demenz berichten würde. Auch ich bin »demenzerfahren«, davon will ich etwas berichten. Ohne diese Erfahrungen hätte ich mich dem Thema wahrscheinlich nicht auf diese Weise gewidmet. Machen wir die Augen auf, sehen wir uns in unserer Nachbarschaft, in unserem Dorf oder Stadtteil um, treffen wir Menschen mit Demenz: an der Supermarktkasse, beim Bäcker, in der Straßenbahn. Und das ist gut so und ist vor allen Dingen dann gut so, wenn wir ihnen mit einer Haltung des Respektes und der sorgenden Anteilnahme begegnen. Nicht mit Angst und Scham, wie ich es in meiner Kindheit in Hamburg erlebt habe. Eine Nachbarin, die ich sehr mochte, sie war auf einmal wie verschwunden, lebte in einem Zimmer hinter heruntergelassenen Jalousien und abgeschlossener Tür. Der Ehemann und die Familie, sie hatten Angst: sie könnte sich verlaufen, stürzen, und sie wollten nicht, dass sie in ihrer Krankheit, in ihrem veränderten Wesen in der Öffentlichkeit »auftrat«. Das waren meine ersten Erfahrungen mit den »Verwirrten«, wie sie damals genannt wurden.

Das Thema der häuslichen Sorge und Pflege von Menschen mit Demenz, das Thema der freiheitsentziehenden Maßnahmen in der eigenen Häuslichkeit beschäftigt uns in unseren Forschungen bis heute. Die alten Männer und Frauen im Blindenaltenheim im Hamburger Stadtteil Hoheluft, die wir als Schüler und später in einer Initiativgruppe über zehn Jahre begleitet haben, haben mich ebenso an das Thema Demenz herangeführt. Es entstanden ungleiche Freundschaften zwischen Jung und Alt und Begegnungen mit Menschen, die, wie wir in Norddeutschland sagen, »tüdelig« geworden waren. Sie stellten uns vor kommunikative Herausforderungen. Später bei Nachtdiensten in diesem Heim begegnete ich exhibitionistisch veranlagten alten Frauen, die mich als jungen Mann irritierten und verstörten: Unter dem Schutz der Demenz trat die starke Kraft der Sexualität, die auch im hohen Alter nicht schwindet, hervor. In meinem Zivildienst hatte ich ältere Menschen zu pflegen, die in zum Teil »verwahrlosten Wohnungen« lebten: Eine prekäre Situation, sich unter diesen Vorzeichen, bei diesen Gerüchen, dem Menschen, der sich so in die Dinge seines Lebens verschanzt hat, in Beziehung zu treten. In meiner Zeit am Vormundschaftsgericht in Hamburg, in denen ich Menschen mit Demenz anhörte und mit den Pflegekräften sprach – schon damals vor Inkrafttreten des Betreuungsrechtes haben wir Fixierungen für richterlich genehmigungsbedürftig gehalten. Ich sehe mich noch in der Anhörung einer Heimbewohnerin gegenüber, die mir ihre vollbesetzte Windel in die Hand drückte und sagte: »Herr Richter, das ist für Sie.« Die Begegnung eines Justizsystems mit einer derart »verrückten« Welt gehört zum Alltag der Betreuungsrichterinnen und -richter.

In meiner Zeit als Dozent in der Altenpflegeausbildung begann ich, mich systematischer mit den Rechtsfragen der Pflege, aber eben auch der Demenz zu beschäftigen. Erschreckend, wie wenig rechtlich durchdrungen die alltäglich sich stellenden Rechtsfragen im Pflegealltag seinerzeit waren: Wer entscheidet über die Medikation? Wie ist das mit der Aufsichtspflicht? Fixierungen waren selbstverständlich: Schülerinnen berichteten davon, wie sie morgens um 6 Uhr im Frühdienst ihre Bewohnerinen und Bewohnern »abschnallten«, von den Bauchgurten befreiten. Die Psychopharmakagabe war ebenso verbreitet. Auch als ehrenamtliche Nachtwache in dem Hoheluft-Heim wurde mir ein Körbchen mit hochpotenten Neuroleptika in die Hand gedrückt, um sie bei Bedarf Bewohnern zu verabreichen – ohne ärztliche Verordnung. Noch heute ist die sogenannte Off-Label-Gabe von Neuroleptika zur Ruhigstellung in erschreckendem Maße verbreitet.

»Pflege ist Interaktionskunst.« Dieser Satz von Hilde Steppe, eine der wichtigen Pflegewissenschaftlerinnen in Deutschland, die die Pflege im Nationalsozialismus aufbereitet hat (Steppe, 2013), begleitet mich schon lange. Nicht (allein) Einhaltung von Standards, nicht satt und sauber, heißt gute Pflege. Sich auf den Menschen mit Demenz immer wieder neu einzulassen, auf seine Stimmung, seine Bedürfnisse, seinen Widerstand: Darauf kommt es an. Unter den Vorgaben der Abrechnung häuslicher Pflege, die für Pflegedienste gelten, ist ein derartiger verstehender, zeitintensiver Zugang schlicht nicht möglich.

Prägend war für mich die Zeit mit meinem von einer Reihe von Schlaganfällen getroffenen Vater. Zwölf Jahre lang sorgten wir uns in der Familie um ihn. Ich erinnere mich an anstrengende Nächte, in denen ich »Nachtwache« hatte, an lustige Begebenheiten im Restaurant, in denen mein Vater mit seiner Hemianopsie sich auf fremden Tellern bediente, an eine bis dahin wenig gelebte emotionale Nähe und die nicht abreißenden Aufgaben des Alltagsmanagements im Hintergrund.

Die vielen Besuche in Heimen – ob als Berater oder in Aufsichtsfunktion – schufen in mir bleibende Bilder: Seien es die in den ehemals staatlichen Pflegeheimen mit 24 Bettensälen, die lebendige Pflegestation in Hamburger Heimen, in denen es »schön verrückt« zugehen durfte: Das AWO-Heim in Oedt etwa betrat man durch einen Vorhang und stieß auf eine Wand mit vielen sehr unterschiedlich eingestellten Uhren. Die Message war klar: »Hier tickt jede und jeder anders« und »Bitte legen Sie Ihre Vorstellungen von Konventionen und Normalität ab«. Interessant die konzeptionellen Wege in den 1970er-Jahren, die ich in Dänemark kennenlernte: mit Begleithunden für Menschen mit Demenz – damit sie weiter unabhängig mobil sein konnten. Die Kochkünste meines Schweizer Freundes Markus Biedermann, der mit seinem Rechaud auf Rädern durch die Wohnbereiche fuhr und lange völlig unansprechbare Bewohnerinnen und Bewohner mit den Düften bekannter Gerichte aus ihrer Somnolenz holte. Prägend für mich die Übernachtungen in der ambulant betreuten Wohngemeinschaft »Alt und Jung« in Bielefeld, gegründet in den 1980er-Jahren von Theresia Brechmann, sozialrechtlich durchgesetzt unter anderem mit der Besetzung des Sozialamtes: Am Frühstückstisch saß man zusammen: die in der Wohngemeinschaft (zum Teil) mitlebenden Pflegekräfte, die Bewohner und die Gäste. Diese Pioniere eines Rechts auf Demenz haben Bilder guten Lebens in die Welt gesetzt, die bis heute wirksam sind. Solche Bilder braucht es, um für ein Recht auf Demenz streiten zu können. Zu den tragenden Bildern gehören auch ganz persönliche: Darum stehen sie am Anfang dieses Buches.

Von Reiner Marten (Marten, 2016), dem Freiburger Philosophen, stammt der Grundgedanke eines Rechts auf Demenz: Wenn wir Demenz nicht heilen können, müssen wir mit Demenz leben lernen. Wenn Demenz eine Lebensform ist, muss eine solidarische und empathische Gesellschaft Menschen mit Demenz ein Recht auf diese Lebensform, eben auf Demenz, einräumen. Das ist eine philosophische Herleitung eines Rechts auf Demenz, das ich auch als Jurist gern aufnehme und in diesem Buch entfalten möchte.

Thomas Klie
Tutzing, Freiburg, Berlin

Einführung

Demenz – ein Thema mit symbolischer Bedeutung für unsere Gesellschaft

Die Coronakrise hat die Verletzlichkeit von Menschen mit Demenzen in aller Deutlichkeit zutage treten lassen: Hochbetagte Menschen gehörten und gehören zur Hochrisikogruppe, und dies in doppelter Hinsicht. Sie sind in besonderer Weise durch Infektionen gefährdet, aber auch in ihren Menschenrechten. In der vom Deutschen Ethikrat geführten Debatte, wie die knappen Ressourcen der Intensivmedizin fair verteilt werden können, gehörten die Menschen mit Demenz zu den Verlierern der Triage (Klie, 2020b). Auch wenn es heißt, Menschenwürde ist unteilbar: Bei der Notwendigkeit der Rationierung knapper Güter muss entschieden werden, muss selektiert werden. Und die Menschen mit Demenz gehörten in der Coronapandemie auch in der Ethikdebatte in Deutschland, wenn schon nicht explizit, so implizit zu denjenigen, die von Beatmungsgeräten ausgeschlossen werden konnten.

Die Medizinethikerin van Baarsen ist vor einigen Jahren zurückgetreten. Sie gehörte einem regionalen Kontrollkomitee in den Niederlanden an, das die Tötung von Demenzpatienten durch Injektionen überwacht. Sie könne den »deutlichen Wandel« in der Auslegung des Sterbehilfegesetzes nicht mehr mittragen. Die Zahl der jährlichen Tötungen in dieser Patientengruppe habe sich in den letzten fünf Jahren vervierfacht.

Wir stehen vor einem moralischen Dilemma: Die heimliche oder offene Zustimmung zum »Abschalten« von Menschen mit fortgeschrittener Demenz ist auch in Deutschland da. Und wer sich fragt, ob ein Leben unter den Vorzeichen einer schweren Demenz und grundlegender Abhängigkeit von der Unterstützung anderer erträglich sei, dem werden viele Menschen sagen: »Nein. Nicht für mich. Nicht für meine Angehörigen.« Wir wissen allerdings: Menschen mit Demenz – so sprechen wir seit Jahren von

»Dementen« – müssen ihr Leben nicht als unerträglich erleben, sie können Glück und Zufriedenheit ebenso erfahren wie wir –, wenn die Rahmenbedingungen stimmen. Trotzdem ist wache Aufmerksamkeit gefragt: Gehen die Niederlande auf dem Weg voran, den wir in Deutschland früher oder später auch einschlagen werden? Der kirchlich begründete Widerstand gegen die aktive Sterbehilfe hält noch ein Fähnlein hoch, über das binnen Kurzem die Realität hinwegstampfen könnte. Eine Realität, die sich als postchristlich versteht und die aus der Leistungsgesellschaft und der Ökonomisierung und Kommerzialisierung aller Verhältnisse geboren ist. Warum soll denn eigentlich der Effizienzsturm, der durch unsere Gesellschaft braust, die Menschen mit Demenz in fortgeschrittenem Stadium verschonen, die doch allen geltenden Prinzipien widersprechen? Sie leisten nichts, sie kosten nur. Und zwar viel. Sie binden Arbeitskräfte, die woanders dringend benötigt werden. Sie sind an der Aufgabe der Selbstoptimierung gescheitert, sie stellen der Gesellschaft keine Ressourcen zur Verfügung, stattdessen verschlingen sie Ressourcen. Wird die durch Corona ausgelöste große ökonomische Krise – es gibt gute Gründe sie zu erwarten – auch durch die ambulanten und stationären Institutionen der Versorgung von Menschen mit Demenz fegen? Die mit Demenz verbundenen Kosten im Gesundheitswesen gehören zu den höchsten überhaupt. Können und wollen wir uns das leisten? An dieser »Demenzblase« verdienen zwar viele, so wird es heißen, aber die Gesellschaft verliert in der Konzentration auf das Verkrustete, das Alte, das Unbrauchbare ihre jugendliche Kraft. Und das Spitzenargument wird sein: Sie wollen es doch selber nicht. Her also mit der niederländischen Gesetzgebung. Die Bischöfe werden murren, einige Fundamentalisten werden protestieren. Und dann kann's losgehen? Tatsächlich wurde bereits die Tür zum assistierten Suizid nach Demenzdiagnose in Deutschland durch das Bundesverfassungsgericht aufgeschlossen.

Eines ist ganz klar: Das moralische Dilemma, vor das uns die Menschen mit Demenz stellen, bildet unzählige moralische Dilemmata in der Gesellschaft und besonders im Gesundheitsbereich ab. Leben verlängern um jeden Preis? Ein neues Herz für einen 90-Jährigen? Eine exzessiv teure Krebstherapie für einen Todkranken, die sein Leben und Leiden um einige Wochen verlängert? Künstliche Ernährung für jemanden, der sterben will? Die Grenzen sind fließend. Aber die Menschen mit Demenz bringen es für uns, die noch nicht »dement« sind, auf den Begriff: Wird Moral von der Ökonomie endgültig ausgehebelt werden? Die Zukunft unserer Gesellschaft wird sich, so muss man sagen, an ihrem Umgang mit den »Verrückten« entscheiden: eine wärmende Gesellschaft oder eine radikalisierte Leistungsgesellschaft, die alles zurückschneidet, was nicht nützlich ist.

1,7 Millionen Menschen mit Demenz leben aktuell in Deutschland, es werden 2050 etwa 3 Millionen sein. 5,7 Millionen Menschen sind heute in sozialen Berufen tätig. Wir können uns das nur so lange leisten, wie Deutschland durch Exporte der produzierenden Industrie viel Geld verdient. Nur solange die Konkurrenz mit einem durchsetzungskräftigen China die Voraussetzungen für den Wohlfahrtsstaat schafft, wird die Versorgung der Menschen mit Demenz so bleiben können, wie sie heute (bei aller Klage) ist. Corona stellt diese günstigen Bedingungen für die deutsche Volkswirtschaft und seinen Sozialstaat infrage.

In den letzten zehn Jahren ist das Thema Demenz aus der Schmuddelecke der Gesellschaft in die Öffentlichkeit geraten. Das Thema war in Bewegung und hat die Gesellschaft bewegt. Zivilgesellschaftliche Initiativen schossen aus dem Boden. Es wurde getanzt, Wohngemeinschaften wurden gegründet, demenzfreundliche Städte und Dörfer entstanden. Es sah so aus, als wenn diese Gesellschaft sich unter dem Eindruck der Demenz und in der Begegnung mit der Demenz reformieren könnte. Weg von Kälte, hin zur Empathie. Weg von der Gier, hin zur Solidarität. Insofern hatte und hat das Thema Demenz eine symbolische Bedeutung für diese Gesellschaft. Die Leitkultur misst sich an der Behandlung des Themas Demenz.

Wir stehen jetzt an einer Wende. Der Gesundheitsminister verkündete zusammen mit der Familienministerin im Sommer 2018, die Regierung werde eine Demenzstrategie entwickeln. Stimmt das hoffnungsvoll oder muss man misstrauisch werden? Setzt der Gesundheitsminister den Deckel auf den zivilgesellschaftlichen Aufbruch und übergibt das Thema Demenz versorgenden Institutionen, die – effektiv, gleichschaltend und vor allem knapp kalkulierend – agieren werden? Die Sorge für die Menschen mit Demenz wird gewissermaßen verstaatlicht und verdienstleistet. Und weiß man das, dann weiß man auch, dass es in der Folge um Standards, Kontrolle, Zentralisierung und um die Verteilung von Geldern gehen wird.

Dies gilt es zu begreifen und zu akzeptieren: Inmitten der Gesellschaft der Rationalität, der Algorithmen, der Planung, der Autonomie, bricht eine gesellschaftliche Wunde auf, die das alles konterkariert, ins Lächerliche zieht. Mitten in der kühlen Rationalität der Ausbruch von Gefühl, von Aggressivität, von Kreativität. Mitten in der konsumistischen Moderne eine wachsende Zahl von Menschen, die gar nicht mehr wissen, was Konsum ist. Mitten im geordneten Alltag der Leistungsgesellschaft Menschen, die sich wie Anarchisten benehmen. Da bleibt eigentlich gar nichts anderes als der Versuch, sie durch Versorgung ruhigzustellen und unsichtbar zu machen. Muss die Demenz zum Schweigen gebracht werden? Gefährdet sie den Schein öffentlicher Ordnung? Dabei könnten Menschen mit Demenz auch als die Boten einer anderen Realität verstanden werden, die an unseren Perspektiven rütteln. So wie die alten Frauen mit Demenz, die hinter einer Glastür sitzen und malen. Draußen eilen die Pflegekräfte vorbei. Frau Schmidt fragt Frau Meier: »Was machen die denn da?« Frau Meier: »Ich weiß es nicht.« Frau Schulz mischt sich ein und sagt: »Na, die tun was für ihre Fitness.« Das ist der Beitrag der Menschen mit Demenz: Sie drehen die Perspektive um.

Aus all diesen Gründen: Weil die Menschen mit Demenz gefährdet sind. Weil die Menschen mit Demenz uns stören. Weil die Menschen mit Demenz uns beunruhigen. Weil es nicht darum geht, sie zum Schweigen zu bringen: Darum sprechen wir vom »Recht auf Demenz«.

Es gibt nicht die Pille gegen Demenz – sie wird wohl auch nicht kommen. Auch mit unserer Lebensführung haben wir nur begrenzt Einfluss darauf, Demenz als »Weg aus dem Leben« vermeiden zu können. Wenn wir Demenz nicht heilen können, müssen wir mit Demenz leben lernen. Das gilt individuell, das gilt in Familien, Nachbarschaften und Kommunen, das gilt für die ganze Gesellschaft. Es ist eine im Wesentlichen kulturelle Leistung, zur Lebensform Demenz eine andere und neue Haltung zu entwickeln, die niederländischen Szenarien Bilder entgegensetzt, die Demenz als Herausforderung und gesellschaftliches Lern- und Reifungsfeld annimmt. Und es ist eine politische Aufgabe, die Voraussetzung dafür zu schaffen, dass Menschen mit Demenz, aber auch ihre An- und Zugehörigen, zu einem guten Leben mit Demenz befähigt werden. Gerade in Zeiten von Corona gibt es Anlass dazu, ein menschenrechtlich fundiertes Verständnis von Demenz zu formulieren: Ob daheim oder im Heim, ob im Krankenhaus oder in der Öffentlichkeit – die Rechte von Menschen mit Demenz, sie werden alltäglich verletzt.

Nicht das Versprechen der Durchsetzung von formalen Standards, der strengen Qualitätssicherung in Heimen, kein pflegepolitisches Marketing, das euphemistisch davon spricht, der Mensch stünde im Mittelpunkt und der an Demenzerkrankte würde zum König Kunde, führt uns weiter. Im Gegenteil: Das ist die Sprache der Ökonomie. Wir brauchen Bilder und Geschichten, die zeigen, dass auch unter der Bedingung von Demenz ein gutes Leben im Sinne von Martha Nussbaum möglich ist – und dass wir alle dazu beitragen können. Wie gesagt: Wir können nur mit Demenz leben lernen. Das gilt für die Betroffenen, das gilt für ihre An- und Zugehörigen, für Freunde und Nachbarn sowie für die Gesellschaft insgesamt. Demenz ist und wird immer mehr zu einer Erscheinung des Lebens in unseren Städten und Dörfern. Demenz als Lebensform ist, wie Rainer Marten (Marten, 2016) es aus philosophischer Perspektive formuliert, eine Form gemeinschaftlichen Lebens. Auch die Gesellschaft hat Erfahrungen zu sammeln und neu zu lernen, wie ein Leben mit Hochbetagten und speziell mit Menschen mit Demenz zu teilen ist. Die Gesellschaft ist im Ganzen gefragt, ob zu ihren Lebensformen, und das heißt auch zu ihrer Lebenssinngestaltung. Menschen mit Demenz gehören. Es geht um die Frage, ob es gesellschaftlich zum gelingenden und erfüllten Leben gehört, lange und immer länger auch mit älteren Menschen zu leben, die in ihren inneren Welten zu Hause sind, die abwesend wirken, die verwirrt sind – eben mit Demenz leben.

Wenn jeder Mensch Subjekt der Würde ist, die Würde des Menschen nicht an Leistungsfähigkeit gebunden ist und zum Wesenskern des Menschen gehört, dann macht der Achtungsanspruch von Menschen nicht halt vor der Demenz. Dies so zu sehen, ist eine der wesentlichen kulturellen Leistungen unserer Gesellschaft. Menschliche Würde ist nicht essentialistisch, sie ist eine Sache der Praxis. Wie Rainer Marten es formuliert, hat Kant die Bestimmung der Menschenwürde auf den falschen Weg gebracht, indem sie für ihn (nur) in der reinen, durch keinen Affekt beeinflussten Vernunft gegeben war. Nichts aber hat aus sich heraus Würde und Wert, nicht einmal Gold. Zu Würde und Wert gehört die Schätzung, eben die positive (Be-)Wertung und Würdigung. Würde wird erlebbar, geschieht im sozialen Miteinander – als Würdigung. Würde ereignet sich in sozialer Interaktion. Verstehen wir ein Leben mit Demenz als Lebensform, würdigen wir Menschen mit Demenz und realisieren wir diese Würdigung in unserer Lebensteilung, dann ist dies Ausdruck einer Anerkennung eines Lebens mit Demenz. In einer bunten Gesellschaft, in einer Gesellschaft, in der niemandem die Würde abgesprochen werden darf, gibt es ein Recht auf Demenz – eben als Lebensform. Dieses Recht auf Demenz bleibt nicht allein appellativ, es fordert alle, auch den Staat in seiner Verantwortlichkeit, für den wirksamen Schutz von Menschenrechten und der Sicherung von Bedingungen, die Teilhabe ermöglichen, heraus.

In diesem Buch geht es darum, für ein ethisch und menschenrechtlich ausgerichtetes Verständnis von Demenz einzuladen. Dabei werden aktuelle Forschungsergebnisse aufgegriffen: So werden Bevölkerungsumfragen zum Thema Demenz, Praxisprojekte in Landkreisen, in Stadtteilen und Dörfern vorgestellt, und es wird auf neue Wohnformen verwiesen. Konsequent werden die zehn Dimensionen guten Lebens von Martha Nussbaum auf Menschen mit Demenz bezogen und eine Art gesellschaftlicher Knigge für den Umgang mit Menschen mit Demenz formuliert. Jeder hat das Recht, selbstbestimmt sein Leben zu leben – und auch über seinen Tod zu bestimmen. Es gibt keine Pflicht zu einem Leben mit Demenz. Auch meine Frau warnt mich:»Wenn du mich einmal gegen meinen Willen weiterbehandeln lässt, dann nehme ich dir das übel.« Ich bleibe aber dabei: Wir dürfen nicht die Gefahren, die aus den Niederlanden erkennbar und greifbar werden, übersehen. Selbstbestimmung und der Erhalt von Autonomie ist stets kontextabhängig – individuell, in Partnerschaften und Familien. Das zeigt etwa der Film»Liebe« von Michael Haneke. Aber auch gesellschaftlich: Das zeigt der Diskurs um die Sterbehilfe. Menschen mit Demenz sollen mit Zuversicht in ihre Zukunft blicken können, dass für sie gesorgt sein wird. Nicht aus Angst, anderen zur Last zu fallen, darf der Todeswunsch gefördert und der Tötungswunsch gesellschaftlich kommuniziert werden.

Mitten in der konsumistischen Moderne gibt es eine wachsende Zahl von Menschen, die gar nicht mehr wissen, was Konsum ist. Mitten im geordneten Alltag der Leistungsgesellschaft gibt es Menschen, die sich wie Anarchisten benehmen: Kann sich unsere Gesellschaft unter dem Eindruck der Demenz und in der Begegnung mit der Demenz besinnen und reformieren? Weg von Kälte, hin zur Empathie. Weg von der Gier, hin zur Solidarität. Das Thema Demenz hat (auch) eine symbolische Bedeutung für diese Gesellschaft. Die »Leitkultur« misst sich an der Behandlung des Themas Demenz.

Menschen mit Demenz als Mitmenschen

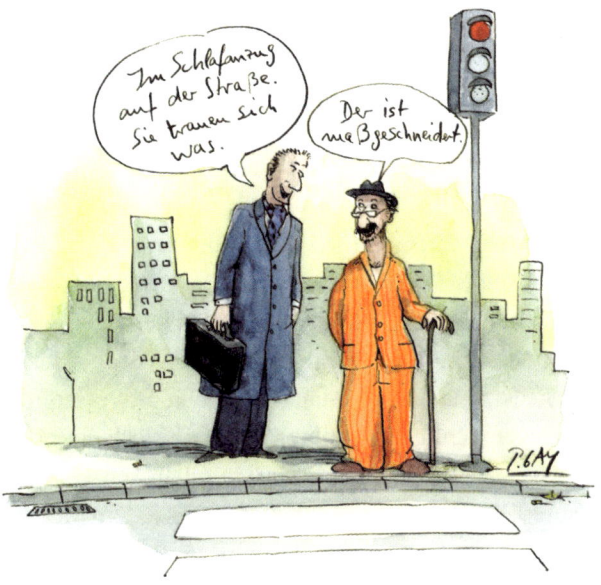

aus: DEMENSCH Kalender, Gaymann/Klie

Menschen mit Demenz sind kranke Menschen. Sie zeigen für sich und ihre Umwelt zum Teil schwerverständliche und bisweilen schwer erträgliche Symptome. Nach heutigem Kenntnisstand sind Demenzen nicht behandelbar, und auch eine verlässliche und wirkungsvolle Prävention ist bei den degenerativen Formen der Demenzen trotz vielfältiger allgemeiner Präventionsmöglichkeiten nicht im Blick. Insofern können Menschen mit Demenz nicht der Fachpflege »überantwortet« werden. Menschen mit Demenz sind Teil unserer Gesellschaft und verlangen wie ihre An- und Zugehörigen eine sorgende Grundhaltung der Gesellschaft, die sich in ihrem Verständnis von Demenz und ihren Einstellungen gegenüber Menschen mit Demenz anthropologisch und kulturell als lernende Gesellschaft, als – wenn man so will – reifende Gesellschaft erweisen muss. In diesem Zusammenhang stehen Programme wie »Demenzfreundliche Kommunen«. Dies wird durch die Nationale Demenzstrategie ebenso versucht zu unterstützen wie durch die »Allianz für Demenz«, die in den letzten Jahren Hunderte von Projekten in Deutschland unterstützt und zum Teil initiiert hat. Alle diese kulturellen, auf soziale Teilhabe hin ausgerichteten Aktivitäten, sprechen den Menschen mit Demenz als Mitmensch an. Sie lassen sich verstehen und interpretieren als Versuche, das Würdeversprechen gegenüber Menschen mit Demenz einzulösen. Menschen mit Demenz büßen ihre Würde niemals ein. Das gilt zunächst einmal für die fundamentale Menschenwürde, die jedem Menschen eigen und nicht an Fähigkeiten oder Fertigkeiten gebunden ist. Keinem Menschen darf die Würde abgesprochen werden. Sie ist, wie die Coronapandemie in provozierender Weise deutlich gemacht hat, unteilbar. Triage-Entscheidungen zulasten von Menschen mit Demenz sind mit dem Würdepostulat des Grundgesetzes nicht vereinbar (Klie, 2020b). Jedem Menschen mit Demenz, auch der, der sich nicht (mehr) versteht, gilt das Würdeversprechen des Grundgesetzes (Kruse, 2015). Man spricht neben der fundamentalen auch von einer spezifischen Würde. Für viele Menschen, insbesondere Männer, wird eine Demenzerkrankung mit Würdeverlust gleichgesetzt. »Das ist kein Leben mehr. So will ich nicht leben«, formulierte etwa der ehemalige MDR-Intendant Udo Reiter nach erfolgter Demenzdiagnose – und nahm sich das Leben. Die spezifische Würde ist an die Identität der Person und damit auch an seine Eigenschaften, an seine Fähigkeiten und in gewisser Weise an sein Bild von sich selbst gebunden. Es ist eine der größten Herausforderungen, eine Demenzdiagnose zu akzeptieren und damit auch, dass das Ich ein anderes werden wird. Eindrucksvoll beschreiben Frühbetroffene, wie etwa Helga Rohra (Rohra, 2016), wie sie ihre Demenzdiagnose und -erkrankung verarbeiten und sich nicht aus der Öffentlichkeit zurückziehen, wie sie für die Belange von Menschen mit Demenz eintreten sowie für ihre Sichtbarkeit: Die ehemalige Sozialdezernentin aus einem südbadischen Landkreis verkündete selbstbewusst und offensiv in dem Dorf, in dem sie lebte, dass ihre Mutter an Demenz erkrankt sei, und bat darum, mit dafür Sorge zu tragen, dass ihr weiter mit Respekt und Solidarität begegnet würde.

Die Diagnose akzeptieren, das ist nicht jedermanns Sache. Keiner ist verpflichtet, sein Leben unter Vorzeichen von Demenz zu Ende zu leben. Die Gesellschaft und wir als Mitmenschen sind gefordert, Bedingungen zu schaffen, unter denen Menschen mit Demenz von der Zuversicht getragen werden können, dass für sie gesorgt sein wird. Insofern ist die Sicherung der Würde von Menschen mit Demenz eine gesellschaftliche Aufgabe. Die Würde eines Menschen muss erlebt werden, sie muss sich in sozialer Interaktion verwirklichen können. Sie darf nicht abstrakt und appellativ bleiben und zu einer symbolischen Leerformel des Sozialmarketings verkommen. »Unser oberstes Prinzip: die Menschenwürde«, oder wie es gerne heißt: »Bei uns steht der Mensch im Mittelpunkt«. Würde ereignet sich in sozialer Interaktion, in Kommunikation. Würde verwirklicht sich in vertrauensvollen, lebendigen sozialen Beziehungen (Kruse, 2015). Wir sprechen in diesem Zusammenhang auch von sorgenden Gemeinschaften (Klie, 2020a); (Klie, 2019e). Menschen mit Demenz, aber auch ihre An- und Zugehörigen brauchen eine sie mittragende, soziale Gemeinschaft, die um die Bedingungen guten Lebens ringt, Anteil nimmt, Schutz und Zuneigung, Trost und Bekräftigung von Menschen mit Demenz gewährleistet –, und dies egal, wo der Mensch mit Demenz lebt: allein in seinem Haus, in einer Partnerschaft, in einer ambulant betreuten Wohngemeinschaft, im Heim oder im Krankenhaus.

Die Sicherung der Würde ist nicht delegierbar. Insofern sprechen wir von der geteilten Verantwortung für Bedingungen guten Lebens für Menschen mit Demenz. Aus dieser geteilten Verantwortung sind wir als Mitmenschen, auch wenn Professionelle – etwa in Heimen – den Alltag maßgeblich gestalten, nicht entlassen. Bedeutsamkeit für andere, Kontinuität in sozialen Beziehungen, die Ermöglichung des Erlebens von biografischer Kontinuität: All das setzt eine Mehrzahl von Sorgenden voraus. Und Sorge verstehen wir als Kunst, die Krankheit (der Demenz) als Erfahrung der Nicht-Demütigung werden zu lassen (Schuchter, 2016). Die Verletzung der Selbstachtung, der Entzug von Selbstkontrolle, der Ausschluss aus der menschlichen Gemeinschaft, die Erfahrung von Gewalt: All dies sind Demütigungserfahrungen, die es zu vermeiden gilt. Avishai Margalit schreibt in seinem Buch »Politik der Würde« (Margalit, 2012), dass eine anständige Gesellschaft die Demütigung von Menschen durch ihre Institutionen vermeidet. Das, was in meinem Sommersitz auf Lesbos auf Moria passierte, ist systematische Demütigung von Menschen auf der Flucht – in der Absicht der Abschreckung. Die im Zeichen von COVID-19 angeordneten Quarantänemaßnahmen und Besuchsverbote, ohne individuelle Risikoabwägung: Auch sie stellten sich als eine Art kollektive Demütigung von vielen Menschen mit Demenz dar. Würde ereignet sich und wird spürbar, erlebbar und gelebt in sozialen Beziehungen und sozialer Bezogenheit. Insofern wird das dominante Autonomieverständnis in unserer Gesellschaft, das prägend ist und eher etwas mit Autarkie als mit Autonomie in einem philosophischen Sinne zu tun hat, zu korrigieren sein. In Palliative Care sprechen wir von relationaler Autonomie und betonen, dass die soziale

Bezogenheit für die Menschenwürde genauso bedeutsam ist wie die Selbstbestimmung: Ohne lebendige, vertrauensvolle Beziehung kann der Mensch nicht sein, kann sich seine Würde nicht verwirklichen. Die Sorge und Solidaritätsdimension, die Menschen mit Demenz unter dem Aspekt der Sicherung ihrer Würde »einfordern«, kennt eine wichtige anthropologische Dimension. Demenzen offenbaren uns Grenzen der menschlichen Existenz. In der Demenz spiegeln sich letzte Grenzen unseres Lebens. Andreas Kruse spricht davon, dass sich der an Demenz erkrankte Mensch immer mehr zu einer modernen Form des *memento mori* entwickelt. In den demenzkranken Menschen zeige sich uns eben nicht nur ein von einer bestimmten Krankheit betroffener, anderer Mensch, sondern in ihm begegnen wir immer mehr uns selbst in unserer eigenen Verletzlichkeit, Vergänglichkeit und Endlichkeit (Kruse, 2015, S. 262). Lassen wir als Mitmenschen derartige Gedanken zu, können wir unsere Einstellungen gegenüber Menschen mit Demenz verändern. Nicht nur der andere, auch wir sind mit einer relativ hohen Wahrscheinlichkeit mit dem Risiko einer Demenzerkrankung konfrontiert.

Wir sind in unserer Anthropologie, in unserem Menschenbild herausgefordert: Was ist uns wichtig im Leben, welche Qualitäten gehören zur Persönlichkeit, inwieweit kann es gelingen, Freude, Glück und Erfüllung auch unter Vorzeichen eines Lebens mit Demenz zu erfahren? Reflektieren wir in diesem Sinne unser Menschenbild, differenziert sich auch unser Blick auf Menschen mit Demenz, wir lernen Menschen mit Demenz nicht primär über ihre Auffälligkeiten, Symptome und Störungen zu sehen und zu definieren, sondern in ihrer Produktivität im Umgang mit der Erkrankung. Das verlangt allerdings eine Abkehr von dominantem Denken über Demenz und Menschen mit Demenz. Die Coronakrise hält der Gesellschaft den Spiegel vor und verdeutlicht, dass wir, wie es Schulz-Nieswandt (Schulz-Nieswandt, 2020, S. 11), formuliert, mehrheitlich einer bestimmten Gestalt von moralischer

Haltung folgen: Voller Empathie und Fürsorge definieren wir alte und auf Pflege angewiesene Menschen – insbesondere Menschen mit Demenz – als Zielgruppe der Schutzbedürftigkeit. Dieser Blick transportiert Diskriminierungspotential. Die Zuschreibung der Schutzbedürftigkeit, diagnostiziert im Modus einer Pathologisierung, stilisiert den Verfallsprozess des Alters, der in der Demenz seine »höchste Ausprägung« erfährt und so das »Objekt der Begierde von Empathie und Hilfe« (Schulz-Nieswandt, 2020, S. 11), schafft. Mit der in vielen deutschen Pflegeheimen prägenden Praktik der Schutzbedürftigkeit koppelt sich gut gemeinte Hilfe an Machtverhältnisse der Ausgrenzung, der Ab- und Entwertung und der Würdeverletzung. Die vom Management von Pflegeheimen häufig in den Vordergrund gerückte Haftungsangst, etwa wenn Menschen mit Demenz das Haus verlassen, die auch von Angehörigen bisweilen forciert wird, werden Grundrechte suspendiert. Der Mythos Aufsichtspflicht (Klie, 2009), der insbesondere in Krankenhäusern verbreitete Paternalismus gegenüber dem Patienten mit Demenz: All dies offenbart, dass zumindest in unserem Hilfesystem, in der organisierten Versorgung von Menschen mit Demenz der Aspekt des Schutzes und der Schutzbedürftigkeit im Vordergrund steht, und damit Grundrechtspositionen von Menschen mit Demenz und ihr Recht auf soziale Teilhabe zurücktreten und sie nicht mehr primär als Mitmenschen und Mitbürgerinnen und Mitbürger wahrgenommen werden. Sie werden, wie etwa von baden-württembergischen Gesundheitsämtern, sobald sie einen bestimmten Pflegegrad erreicht haben, in Heimen als potentielle Keimträger unter ein besonderes Hygieneregime gestellt – und dies weit vor der Coronapandemie (Klie, 2019c). Auf diese Weise wird das Bemühen um Normalisierung des Lebens im Heim als Wohnort unterlaufen. Menschen mit Demenz im Heim als Keimträger zu betrachten, interpretiert Schulz-Nieswandt als Phänomen, das exemplarisch für die Bedeutung von apotropäischen Haltungen und Praktiken sei. Sie können als Hygieneangst verstanden werden, woraus magische Mechanismen wie der Dämonenabwehrzauber klinischer Art resultieren und die Bewohnerschaft als feindliche Andere konstituiert würden (Schulz-Nieswandt, 2020, S. 23). In einem Forschungsprojekt, in dem wir systematisch untersuchten, welche Bedeutung die regelmäßige Begegnung zwischen Vorschulkindern und Hochbetagten gewinnen und welche Effekte sie für Altersbilder, für frühkindliche Entwicklung zeitigen (Weltzien & al., 2014), hatten einige Eltern von Kindern in der Kindertagesstätte die Angst geäußert, ihre Kinder könnten sich mit Demenz infizieren. Soweit geht die Hygieneangst, die Vorstellung der Fremdheit von Menschen mit Demenz. Sie zu überwinden, ist eine der Hauptaufgaben, die vor uns liegt.

Menschen mit Demenz in Gefahr?

Es waren und sind in besonderer Weise Menschen mit Demenz und ihre An- und Zugehörigen, die von der COVID-19-Pandemie betroffen sind und waren und deren Leben, Gesundheit und auch Menschenrechte bedroht wurden. Das gilt in doppelter Weise: Menschen mit Demenz gehörten und gehören zur Hochrisikogruppe, wenn es um die Infektionsgefahr und einen schweren Verlauf der COVID-19-Erkrankung geht. So war und ist es unvermeidlich, den Infektionsschutz ihnen gegenüber mit besonderer Sorgfalt zu realisieren. Dort, wo sie mit einer großen Zahl anderer Hochbetagter zusammenleben, wie zum Beispiel in Heimen, waren und sind COVID-19-Positive auch für die Mitbewohner eine Gefahr. Die Vorgänge in Wolfsburg und Würzburg gingen durch die Presse: Dramatisch sind die Berichte über eine hohe Zahl von Toten in den Heimen. Nicht nur die Gesundheitsministerien sehen sich zu drastischen Schutzmaßnahmen aufgerufen. Auch Bewohner und Angehörige forderten die Durchsetzung von Besuchsverboten und Aufnahmestopps. Es war allerdings nur eine absolute Minderheit von Pflegeheimen, die von COVID-19 in der Weise betroffen waren, dass sie positiv Getestete zu betreuen hatten. Für die Heime war es das strenge Hygieneregime, waren es die Ausgeh- und Besuchsverbote, die sie alle betrafen. Das vielfach rigorose Hygienemanagement tangierte fast alle Menschen mit Demenz – sowohl im Heim als auch Daheim. An- und Zugehörige durften nicht mehr in die Einrichtung, statt Essenreichen durch die Ehefrau wurde – so aktenkundig – ohne Einverständnis der Betroffenen eine Magensonde, eine PEG gelegt, um die Ernährung auf diese Weise sicherzustellen. Quarantänemaßnahmen gegen Menschen mit Demenz wurden – auf Empfehlung und/oder Anordnung von Gesundheitsämtern und Heimaufsichtsbehörden – in fast schon martialisch zu nennender Weise durchgesetzt: Psychopharmagabe, Einschließen im eigenen Zimmer, 5-Punkt-Fixierung über einen längeren Zeitraum und das ohne richterliche Genehmigung – auch das aktenkundig. Der Firnis der Rechtstaatlichkeit in der Pflege bekam schnell Risse und zeigte sich brüchig. Tagespflegeeinrichtungen wurden geschlossen, der Besuch einer Tagespflegeeinrichtung galt nicht mehr als triftiger Grund, die eigene Wohnung zu verlassen. Die strikte Durchsetzung der Maskenpflicht und eines Berührungsverbotes führte zu dramatischen Situationen in Heimen – und wie vielfach berichtet wurde – zu einer rapiden gesundheitlichen Verschlechterung, zum Teil mit Todesfolge. Diese Kollateralschäden eines rigorosen Pandemiemanagements zeigten, wie Schulz-Nieswandt (Schulz-Nieswandt, 2020) in kritischer Weise herausgearbeitet hat, deutlich: Die Schutzbedürftigkeit wurde zur maßgeblichen Kategorie des Umgangs mit Menschen mit Demenz – und richtete sich letztlich gegen sie.

Immerhin haben sich eine Reihe von Behörden darum bemüht, den Aspekt der Menschenrechte nicht völlig unter die Räder geraten zu lassen. Es wurde eine S1-Leitlinie zur Sicherung der sozialen Teilhabe für Heimbewohnerinnen und -bewohner formuliert (Deutsche Gesellschaft für Pflegewissenschaft e. V. (DGP), 2020). Es zeigte sich aber in der Coronakrise exemplarisch, wie bedroht Menschen mit Demenz in ihrer Würde, in ihren Menschenrechten, in der Entfaltung des ihnen möglichen und ihren Bedürfnissen entsprechenden Lebens waren und sind. Demenz als Lebensform aus der wir ein Recht auf Demenz ableiten: Davon konnte vielerorts nicht mehr die Rede sein. Und dies nicht nur, weil Coronaverordnungen mit ihren Restriktionen erlassen wurden, sondern auch, weil Heimleiter sich von Haftungsängsten leiten ließen, Angehörige die Bedrohung durch das Virus über alles stellten.

Nun sind Ausgrenzungs-, Stigmatisierungs-, Dämonisierungstraditionen im Zusammenhang mit psychischen Erkrankungen und Demenz nicht neu. Ob in Australien, im südlichen Afrika: Ausgrenzung, Tötung, Tötungsphantasien waren in archaischen Kulturen verbreitet. Für den deutschen Kulturkreis ist die Geschichte der Euthanasie beschämend, bestürzend und aktuell zugleich: Die systematische Aberkennung eines Rechts auf Leben mit Demenz im Nationalsozialismus. Wie Bindung und Hoche (Binding & Hoche, 1920) seinerzeit aus sozialhygienischen Gründen argumentierten, sei der Einsatz ökonomischer Mittel für die Irren und Verwirrten für die Volksgemeinschaft nicht zu rechtfertigen. Es sind diese fortwirkenden Einstellungen, die in besonderer Weise Menschen mit Demenz gefährden. Sicher ist: Es gibt keine Pflicht, mit Demenz leben zu wollen oder zu müssen. Es darf aber auch keine Pflicht und keine soziale Erwartung geben, auf sein Lebensrecht zu verzichten und sich gar zu suizidieren. Und ob eine solche Pflicht empfunden wird, ob man sich als erwünscht, sein Leben als lebenswert begreift: Das hängt ganz entscheidend von den historischen, gesellschaftlichen, sozialen und familiären Umständen ab.

Reden wir im gesellschaftlichen Diskurs, berichten die Medien von Demenz nur als dem GAU des Individuums, wird es schwer,

Ja zu einem Leben mit Demenz zu sagen (vgl. Müller-Hergl, 2015). Reden wir von Demenz als ein Übel, als eine unheilbare Erkrankung, als Bedrohung von Glück und Lebenswert, so fällt es nicht nur den Betroffenen, sondern auch auch ihren An- und Zugehörigen schwer, zu der Krankheit zu stehen. Begreifen wir Demenz als letztlich erklärbares und »natürliches« Phänomen des hohen Alters, das einen Weg aus dem Leben darstellt, das man annehmen kann, wie andere Herausforderungen des Lebens auch, verändert sich der Blick auf Demenz. Sicher: Keiner wünscht sich ein Leben mit Demenz. Können wir die Erkrankung, wie später darzustellen sein wird, in ihrer Symptomatik hinausschieben, so begrüßen wir dies. Zumindest aus dem Blick der nicht von Demenz Betroffenen verändert eine dementielle Erkrankung die Lebensqualität maßgeblich. Begreifen wir aber Demenz als Lebensform, haben wir in der Gesellschaft und haben die von der Gesellschaft mitverantworteten Institutionen alles dafür zu tun, dass Menschen mit Demenz ein möglichst gutes Leben leben können. Unabhängig von der Interpretation von Demenz, die kulturell und historisch je unterschiedlich ausgefallen ist – zwischen weisen Frauen und Männern und von Witchcraft Besessenen –, ist die Demenz für die moderne Gesellschaft eine besondere Herausforderung. Die Ängste des weißen Mannes kreisen um den Verlust von Stabilität, Autonomie und selbstbestimmter Handlungsfähigkeit. Menschen mit Demenz sind das Gegenteil eines solchen liberalen Bildes des Menschen. Durch die verlängerte Lebensspanne hat sich eine eigene Lebensphase, das Alter, herausgebildet, die für die jungen Alten von den Merkmalen einer Anthropologie der Moderne geprägt ist: leistungsfähig, jung geblieben, attraktiv, unternehmungslustig, konsumfreudig, fröhlich. Die Demenz wird dann zum Kehr- und Zerrbild des gelingenden Alters. Die, wie Müller-Hergl zu Recht herausstellt, meist aus der Mittelschicht stammenden dramatischen Geschichten des Würdeverlustes von A- und B-Promis – seien es Rudi Assauer, Udo Reiter oder Walter Jens –, bestärken dieses Bild der Demenz als Grauen und Schreckgespenst des hohen Alters. Zum Glück gibt es andere und neue Geschichten und Bilder, die sich als Gegenentwurf darstellen: Helga Rohra (Rohra, 2016) etwa, die von ihrem Leben mit Demenz selbstbewusst berichtet, oder andere Frühbetroffene, aber auch An- und Zugehörige, die von der anderen Seite der Demenz und eines gelingenden Lebens mit Demenz sprechen (Dementi, 2019).

Es braucht andere Narrative. Erzählungen, die als letzten Ausweg aus der Demenz nur den Suizid kennen – bei allem Recht und der Freiheit zum Suizid, den das Bundesverfassungsgericht im Februar 2020 betont hat.[1] In Patientenverfügungen niedergelegte Willensbekundungen, in denen nach der Diagnose Demenz jede weitere lebenserhaltende medizinische Behandlung abgelehnt wird, sind Ausdruck dieser Furcht vor einem Leben mit Demenz. Der Wille, der auf Beendigung des Lebens für den Fall einer Demenzerkrankung gerichtet ist, ist meist nicht stabil. Ein Leben mit Demenz ist nicht antizipierbar. Die meisten Bürger wünschen, dass ein Dritter, dem sie vertrauen können, ein An- und Zugehöriger oder Freund, Entscheidungen in meinem Sinne trifft. Entscheidend ist, Vertrauen zu Menschen entfalten zu können, die einen guten Weg für einen selbst – in wohlverstandenem Sinne und unter Beachtung meiner Werthaltung – suchen, mit mir gehen und entscheiden und ihn durchsetzen. Der Abschied von der Welt ist gerade für Menschen mit Demenz nicht kontrollierbar. Unsere Willensäußerungen sind stets in Kontexte eingebunden. Gelingt es nicht, gesellschaftlich ein gutes Leben mit Demenz möglich zu machen, die Bedingungen dafür zu schaffen, werden sowohl Patientenverfügungen mit einer rigorosen Ablehnung einer Weiterbehandlung zunehmen, als auch der Wunsch, einen (assistierten Suizid) in Anspruch zu nehmen. Durch die Demenz mit ihren Symptomen ändert sich bei vielen – nicht bei allen – die Einstel-

---

1 Vgl. BVerfG, Urteil vom 26.2.2920, 2 BvR 2347/15.

lung zu einem Leben mit Demenz: Das galt auch für Walter Jens, der ein Verfechter der Freiheit auf den eigenen Tod war und mit Hans Küng prominent für bestimmte Formen der Sterbehilfe eintrat, um einen menschenwürdiges Sterben zu ermöglichen (Jens & Küng, 2010). Als er selbst an Demenz erkrankte, fand er im alltäglichen Leben viele Ankerpunkte und Personen, die ihn im Leben hielten. Der einst wortgewaltige Gelehrte versank zunehmend in eine Welt jenseits der Sprache, jenseits der Gedanken, wie es seine Frau Inge Jens beschreibt (Jens, I., 2016, 1. Aufl.).

Ja zu Demenz als Lebensform zu sagen, Menschen ein Recht auf Demenz zuzusprechen, verlangt nach einem anderen Verständnis von Demenz, nach einer sich von der auf Autonomie, Selbstbestimmung und Rationalität gründenden Anthropologie der Moderne zu lösen. Von Sinnfenstern eines Lebens mit Demenz wird gesprochen (Otto, 2012), mehr noch: Menschen mit Demenz stehen für Dimensionen menschlichen Lebens: Emotionalität, Schwingungsfähigkeit, Formen der Selbstaktualisierung können unter den Vorzeichen der Demenz ihre besondere Bedeutung und Ausprägung erlangen. Und wir wissen: Menschen mit Demenz sind in den Augen Gesunder in ihrer Lebensqualität eingeschränkt. Dies deckt sich aber keineswegs (immer) mit der Selbsteinschätzung. Wenn die Beziehungen, wenn die kulturellen Kontexte förderlich sind, wenn Sorgende und Pflegende das Verhalten von Menschen mit Demenz (um)deuten können – auch mithilfe von Humor –, können Menschen mit Demenz viel Lebensfreude und -qualität erleben (Schützendorf, 2020). Müller-Hergl spricht von einem neuen Lebenssinn, von einem anderen Erleben des Lebens, von der Lösung von bisherigen seelischen Leiden. Mir selbst steht ein Paar vor Augen, das sich wegen der sehr unterschiedlichen Vorstellungen von Nähe und Distanz vor Jahren getrennt hatte. Unter dem Vorzeichen der Demenz wurde für sie beide Nähe möglich und eine Liebesbeziehung unter neuen Vorzeichen lebbar. Demenz, so wieder Müller-Hergl, muss keineswegs eine Geschichte endlosen Leidens sein. Menschen mit Demenz können neue Menschen kennenlernen, eine größere Empfänglichkeit gegenüber anderen entwickeln, neue Quellen eines (anderen) Lebenssinns erschließen, subjektiv für andere da sein. Sie müssen sich nicht mehr über und um alles sorgen und können sich an dem freuen, was sie noch können – wenn die Umwelt mitspielt. Demenz als licence to be free (Müller-Hergl, 2015). Solche Facetten eines guten Lebens mit Demenz gelingen am besten in einem beziehungsnährenden Kontext und dort, wo ein verlässlicher, wohlwollender, einfühlsamer Kontext den Hintergrund für das Alltagsleben von Menschen mit Demenz darstellt. Dann wächst die Krankheitseinsicht und auch die Kooperationsbereitschaft. Vermeidung von Demütigung, darum geht es, wenn Menschenwürde erlebbar werden soll. Jede Form des Paternalismus, der Gewaltanwendung oder -androhung, stellen sich als Demütigung, als Verletzung der Selbstachtung, als Entzug von Selbstkontrolle und/oder Ausschluss aus der menschlichen Gemeinschaft dar.

Gelingt es uns nicht, in dem beschriebenen Sinne Bedingungen für ein gutes Leben mit Demenz zu schaffen, sind und bleiben Menschen mit Demenz in Gefahr. Sie hat sich unter Coronavorzeichen (wieder) in dramatisch zu nennender Weise gezeigt. Sie zeigt sich aber auch jenseits der Coronapandemie immer und überall dort, wo wir Menschen mit Demenz pathologisieren, die Vorzeichen ihrer Begleitung medikalisieren und Menschen mit Demenz jede Form der Lebensqualität und damit auch das fundamentale Recht auf Menschenwürde absprechen.

Wie alle Menschen streben auch Menschen mit Demenz nach einer Balance in ihrem Leben. Sie ist Voraussetzung für unser Wohlbefinden und unsere Gesundheit. Gelingt es uns, gelingt es Menschen mit Demenz, uns mit der Krankheit in Beziehung zu setzen, unser Leben an die Erkrankung anzupassen? Gerade am Anfang der Erkrankung fällt dies ausgesprochen schwer. Es gibt aber viele Beispiele, die zeigen, dass es gelingt, die Veränderung, die eine Demenz mit sich bringt, in das eigene Leben und das der Familie, des Freundeskreises oder des Haushalts zu integrieren. So lässt sich der Demenz in gewisser Weise ihre Macht nehmen. Die Aufgabe aller, die Menschen mit Demenz begleiten, sei es als Professionelle, als Ärzte und Pflegekräfte, als An- und Zugehörige, als Nachbarn und Freunde oder als Mitbürger und Engagierte, besteht darin, Menschen mit Demenz auf dem Weg, auf der Reise zu einer neuen Identität beizustehen. Menschen mit Demenz zeigen in besonderer Weise, dass wir auf andere verwiesen sind, dass wir immer wieder neu Abhängigkeit annehmen und akzeptieren müssen. Wir sind auf Kommunikation, auf Gegenseitigkeit angewiesen, und dies umso mehr, je verletzlicher wir sind. Menschen mit Demenz stehen in besonderer Weise für die Vulnerabilität des hohen Alters. Unter Bedingungen der Verletzlichkeit gewinnen wir unsere Autonomie in der Beziehung zu anderen, die uns in einer gegebenenfalls grundlegend verändernden Situation zur Seite stehen, und den roten Faden unseres Lebens mit uns weiterspinnen (Lob-Hüdepohl, 2012). Erich Schützendorf, der sein berufliches Leben lang mit viel Phantasie und Beharrlichkeit daran gearbeitet hat, Menschen mit Demenz ihnen entsprechende, menschenfreundliche Bedingungen zu schaffen, hat in seinem Buch über die Kommunikation mit Menschen mit Demenz (Schützendorf, 2020) viele Hinweise zusammengetragen, wie wir lernen können, Menschen mit Demenz zu verstehen, mit ihnen im Kontakt zu sein, Worte, Gesten und Blicke aufzunehmen und zu erwidern, die es möglich machen, Menschen mit Demenz auf ihrem Weg zu begleiten. Wir alle müssen lernen, etwas »Dementisch« zu sprechen. Das gute Leben auch in und mit Demenz zu suchen und sich dieser Entwicklung nicht zu verweigern: Hierin besteht die persönliche, die familiäre, die Aufgabe von Nachbarschaften und Freundschaften ebenso wie die der Gesellschaft insgesamt.

Demenz –
was wir wissen sollten

Auch wenn wir in der internationalen wissenschaftlichen Diskussion um neurodegenerative Veränderungen von hirnorganischen Beeinträchtigungen sprechen, hat sich der Begriff der Demenz sowohl in der ärztlichen Praxis als auch in der Alltagssprache als Sammelbegriff etabliert und fest verankert. Meine Mutter ist jetzt »voll dement«. Vorsicht: Es gibt über 70 verschiedene Demenzformen und -varianten. Und längst nicht jeder Mensch mit Demenz, nicht jeder hochbetagte Mensch, dem das Etikett »Demenz« angeheftet wird, ist an einer Demenz erkrankt. Umso wichtiger ist es, gegen die verbreitete Folklore im Reden um Demenz eine Art Basiswissen in Sachen Demenz zum Bestandteil der Grundbildung der deutschen Bevölkerung zu machen. Wir alle haben mit Menschen mit Demenz zu tun: sei es in der Familie, in der Nachbarschaft, im öffentlichen Raum. Von daher bedarf es einer Art Grundkompetenz, eines Basiswissens in Sachen Epidemiologie.

Epidemiologie

Beginnen wir mit der Verbreitung von Demenzerkrankung, der Epidemiologie. Weltweit wurden für 2018 fast 50 Millionen an Demenz erkrankte Menschen geschätzt: Sichere Angaben liegen nicht vor, da keineswegs von einer systematischen und flächendeckenden Diagnostizierung von Demenzerkrankung die Rede sein kann. Auch in Deutschland nicht. Man geht davon aus, dass sich diese angenommene Zahl von 50 Millionen alle 20 Jahre verdoppeln und auf 152 Millionen im Jahre 2050 ansteigen wird (Walach & Loef, 2019, S. 1 ff). In Deutschland schätzt man, dass etwa 1,6 Millionen Personen an Demenz erkrankt sind. Bei zwei Drittel der an Demenz Erkrankten geht die Erkrankung auf die Alzheimer-Pathologie zurück. Die zweitgrößte Gruppe an Demenz Erkrankten sind die an einer vaskulären Demenz – meist nach Schlaganfall – Erkrankten. Bei den 65- bis 69-Jährigen liegt die mittlere Prävalenzrate bei 1,6 %. Das heißt, lediglich 1,6 % der 65-

bis 69-Jährigen erkranken an Demenz. Bei den 90-Jährigen sind es dann 41,1 %. Die gute Nachricht: Nicht einmal die Hälfte der über 90-Jährigen leidet an einer Demenz (Bickel, 2020). Nach China, Indien, Japan und den USA ist Deutschland das Land mit den meisten an Demenz erkrankten Bürgerinnen und Bürgern. Die Krankheitsdauer ist abhängig vom Alter, in dem die Krankheit einsetzt (Bickel, 2020). Bei einem Krankheitsbeginn im Alter von unter 65 Jahren dauert eine Demenzerkrankung durchschnittlich acht bis zehn Jahre, sieben Jahre sind es für die Altersspanne zwischen 65 und 76 Jahren. Bei über 85-Jährigen sinkt die Krankheitsdauer durchschnittlich auf etwa drei Jahre. Das sind Durchschnittswerte. Es werden Einzelfälle berichtet, die über 20 Jahre mit einer diagnostizierten Demenz gelebt haben. Bei jedem dritten Mann und jeder zweiten Frau, die 65 Jahre alt geworden ist, wird sich entsprechend des statistischen Mittels im weiteren Leben eine Demenz einstellen. Die Zahlen machen deutlich: Es gibt eine klare Geschlechtsabhängigkeit der Demenz: 70 % aller Fälle sind weiblich. Ob die Zunahme der Demenzerkrankung ihre gleiche Dynamik behält, ist eines der Gegenstände der Fachdiskussion. Während etwa Gerald Hüther (Hüther, 2019, 1. Aufl.) davon ausgeht, dass durch einen höheren Bildungsgrad und eine Veränderung des Lebensstils die Prävalenzraten sinken werden, nehmen andere an, dass wir angesichts der deutlichen Zunahme von Menschen im hohen Lebensalter von einer Verdoppelung, wenn nicht gar Verdreifachung der Zahl von Menschen mit Demenz ausgehen müssen.

Ursachen

Was sind die Risikofaktoren, die zu einer Demenzerkrankung führen? Die verschiedenen Formen der Demenz sind immer noch nicht bis ins Letzte erforscht. Gleichwohl lassen sich Risikofaktoren identifizieren, die zu genetischen, aber auch umweltbezogenen Ursachen nachgewiesenermaßen das Risiko, (früh) an einer Demenz zu erkranken, erhöhen. Dazu gehört ein geringer Bildungsgrad. Ebenso wie bei anderen Erkrankungen, insbesondere chronischen Erkrankungen, spielt der sozioökonomische Status eine große Rolle. Geringe Bildung und niedriges Einkommen sind als Risikofaktoren auszumachen. Neben diesen sozialen Faktoren sind es auch Faktoren, die im Gesundheitsverhalten respektive in der Physiologie zu finden sind. Dazu gehören Übergewicht, Diabetes mellitus, Bluthochdruck und Depressionen. Diese Risikofaktoren weisen darauf hin, dass Lebensstilfragen relevante Fragen sind, wenn es um die Wahrscheinlichkeit geht, (früh) an einer Demenz zu erkranken. Es sind aber nicht nur körperliche Faktoren, es sind nach neueren Forschungen auch psychosoziale Faktoren, die eine Rolle spielen können, ob eine Demenzerkrankung zum Ausbruch kommt respektive die typischen Demenzsymptome zum Tragen kommen oder nicht. Ob die hirnorganischen Veränderungen kompensiert werden können oder nicht – auch dies eine Annahme von Gerald Hüther (Hüther, 2019) –, hat auch etwas mit der Persönlichkeit, der Biografie und der Beziehungsgestaltung zu tun. Diese haben Einfluss auf die neuronale Aktivität und damit auf die Hirnleistungsfähigkeit (Bauer, 2019). Es gibt Anhaltspunkte dafür, dass später an Alzheimer Erkrankte über eine stark entwickelte Gefühlswelt, jedoch über weniger strategisch-pragmatische Kompetenzen verfügen. Aus der berühmt gewordenen Nonnenstudie (Snowdon & al., 1996) ergaben sich Hinweise darauf, dass bei Personen, die sich früh aus Aufgaben der Alltagsbewältigung, der Problemlösearbeit des Alltags zurückgezogen haben, häufiger als bei anderen eine Demenzerkrankung respektive die Symptome einer Demenz auftraten. Es gibt scheinbar Entwicklungslinien biografischer Art, die die Wahrscheinlichkeit des Auftretens einer Demenz erhöhen. So haben etwa sprachanalytische Untersuchungen von Aufsätzen von seinerzeit 22-jährigen, später an

Demenz erkrankten Nonnen signifikant weniger ideenreiche und sprachlich weniger komplexe Aufsätze gefunden als bei denen, die nicht an Demenz erkrankten respektive keine Symptome aufwiesen. Gerald Hüther leitet aus der Nonnenstudie weitergehende Schlussfolgerungen ab: Sie widerlege die Vorstellung des Gehirns als eine Maschine, die in der Bevölkerung immer noch verbreitet ist. Das Gehirn verfügt über vielfältige Regenerationsoptionen, die Abbauprozesse ausgleichen können. Dass die in der Nonnenstudie untersuchten Nonnen deutlich weniger als die übrige Bevölkerung an Demenzerkrankungen litt respektive Symptome aufwies, führt er unter anderem auf die Lebensumstände zurück und die Strukturen, in denen die Nonnen gelebt haben. Verstehen, was los ist, die Erfahrung und die Kompetenz, sein Leben und die Umwelt mitzugestalten und das Erleben von Sinn im eigenen Leben, schaffen die Voraussetzung für Regenerationsoptionen im Gehirn. Andersherum: Verstehe ich nicht, was in der Welt im Kleinen und Großen passiert, kann ich mich in ihr nicht orientieren, mache ich eher die Erfahrung von Ohnmacht und Ausgeliefertsein in meinem Leben und meiner Umwelt, und gelingt es mir nicht, in meinem Leben einen roten Faden zu entdecken, der meinem Leben Bedeutung schenkt und es als sinnvoll erscheinen lässt, dann ist die Gefahr, dass ich die mit dem Alter und einer Demenzerkrankung verbundenen Abbauprozesse im Gehirn nicht werde kompensieren können. Auf Verstehbarkeit, Gestaltbarkeit und Sinnhaftigkeit kommt es aus der Sicht von Gerald Hüther an. Genau diese Dimensionen hängen wiederum mit der jeweiligen Lebenslage, dem Bildungsstand, aber auch der ökonomischen Situation zusammen.

Aus medizinischer Perspektive beschreibt der Begriff Demenz eine erworbene, chronische, meist fortschreitende kognitive Störung, die so stark ausgeprägt ist, dass sie die Aktivitäten des täglichen Lebens, die Berufstätigkeit, aber auch die sozialen Beziehungen erheblich beeinträchtigt (Pantel, 2017). Gedächtnisstörungen

Ursachen der Demenz

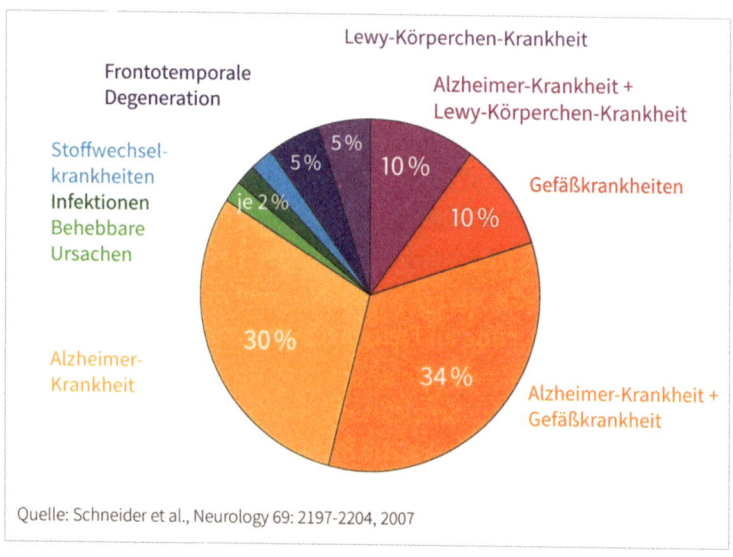

Quelle: Schneider et al., Neurology 69: 2197-2204, 2007

sind typisch für die unterschiedlichen Formen von Demenzen. Sie stehen aber nicht allein. So treten häufig Störungen weiterer kognitiver Funktionen ein, wie der Orientierung, des Sprachvermögens, der Verarbeitung von Umwelteindrücken. Auch physiopathologische Störungen wie Depressivität, Wahnbildung, Sinnestäuschungen, aber auch psychomotorische Störungen können als Symptome der Demenz hinzutreten. Dadurch werden das Urteilsvermögen, das abstrakte Denken und die Fähigkeit zur Selbstversorgung deutlich eingeschränkt. Wichtig ist es, die Ursachen einer Demenz abzuklären und dies in differenzierter Weise. Demenz ist nicht gleich Demenz. Die möglichen Ursachen können entscheidende Informationen für die Prognose und die erforderlichen therapeutischen Maßnahmen geben.

In der wissenschaftlichen Literatur hat man sich von dem Begriff der Demenz verabschiedet und spricht von schweren neurokognitiven Beeinträchtigungen. Im Sprachgebrauch hat sich, wie auch im medizinischen Alltagjargon, der Begriff der Demenz gehalten. Unterschieden werden im Wesentlichen zwei Formen der Demenz: die degenerative Demenz mit der 1907 von Alois Alzheimer »entdeckten« Alzheimer-Demenz mit seinen vielfältigen Variationen, und die vaskulären Demenzen, die auf ein dramatisches Gefäßereignis zurückzuführen sind, zum Beispiel einen Schlaganfall. Daneben gibt es eine ganze Reihe von weiteren Demenzformen, von denen manche auch schon im jüngeren Erwachsenenalter auftreten können, wie etwa die Frontotemporaldemenz (FTD).

Therapie

Die therapeutischen Maßnahmen stehen in hoher Abhängigkeit von der Diagnose. Während etwa bei einer vaskulären Demenz intensive Rehabilitationsbemühungen sofort nach dem Ereignis gefragt sind, das heißt, bewusst körperliche Aktivität, eine Art Stress erzeugt wird, um verlorengegangene Fähigkeiten wiederherzustellen, ist eine solche therapeutische Maßnahme bei degenerativen Demenzen vom Alzheimertyp kontraindiziert. Wie es zu einer Demenzerkrankung kommt, wie die beobachteten Plaqueablagerungen im Gehirn zu interpretieren sind – sind sie Ursache oder nur Folge der Demenzerkrankung –, ist weiterhin Gegenstand der weltweit groß angelegten Forschung zu den Ursachen von Demenzen. Entsprechend sind auch diagnostische Verfahren häufig nur Annäherungen an eine sichere Demenzdiagnose (vgl. ausführlich Pantel, 2019). Wichtig ist und bleibt: Bei degenerativen Demenzen, aber auch bei Schlaganfällen, spielen häufig Stresssituationen als Auslöser eine vergleichsweise große Rolle. Warum ist die Demenz beispielsweise von Walter Jens nach dem Bekanntwerden seiner jugendlichen und von ihm lange bestrittenen NS-Aktivitäten aufgetreten, warum sind im Zuge von coronabedingten Restriktionen die Demenzerkrankungen von Pflegeheimbewohnern in dramatischer Weise beschleunigt worden?

Obwohl intensiv geforscht wird: Die Pille gegen Demenz, sie ist nicht in Sicht. Viele große Pharmakonzerne haben ihre diesbezüglichen Forschungen, die Milliarden Euro verschlungen haben, eingestellt. Wir haben die Demenz bis auf Weiteres als einen Weg von uns Menschen aus dem Leben zu verstehen. Demenzerkrankungen führen zum Tode. Gleichwohl: Weder ist ein therapeutischer Nihilismus angezeigt, noch stimmt der Satz: »Da ist nichts mehr zu machen.« Wie bereits betont: Auch Menschen mit Demenz können unter für sie zuträglichen Bedingungen ein gutes Leben führen.

Ein gutes Leben mit Demenz?

Keinem Menschen ist zu wünschen, dass er an einer Demenz erkrankt. Auch dürfen die mit einer Demenz verbundenen Belastung, seelischen Schmerzen, Verluste und Ängste in keiner Weise kleingeredet werden. Gleichwohl gibt es keine Alternative dazu, alles dafür zu tun, dass auch Menschen mit Demenz und ihre An- und Zugehörigen Bedingungen in unserer Gesellschaft und vor Ort vorfinden, die den Vorstellungen guten Lebens entsprechen. Wie wir wissen: Auch und gerade Menschen mit Demenz sind im hohen Maße emotional schwingungsfähig, können Glücksmomente empfinden –, aber auch und gerade darunter leiden, wenn die Bedingungen, unter denen sie leben, auf sie demütigend wirken, und das, was zum guten Leben gehört, ausblenden. Eine medikalisierte Sichtweise auf Demenz nimmt nur die Krankheit und die mit der Krankheit verbundenen Defizite in den Blick. Auch das Verständnis von Pflegebedürftigkeit, dass der Pflegeversicherung zugrundeliegt, transportiert trotz einer deutlichen Erweiterung und Differenzierung durch den neuen Pflegebedürftigkeitsbegriff weiterhin ein eher defizitorientiertes Verständnis, das sich insbesondere in der Umsetzung der Pflegeversicherung und der durch sie finanzierten Leistungen ausdrückt.

Menschen mit Demenz dürfen nicht auf Pflegebedürftigkeit reduziert und zum »Pflegefall« gemacht werden (Klie & Scholz-Weinrich, 1991). Den ganzen Menschen sehen, darauf kommt es auch und gerade bei Menschen mit Demenz an, wenn wir in unserer Gesellschaft und vor Ort und bezogen auf den Einzelnen von Demenz betroffenen Menschen (möglichst gute) Bedingungen für ein Leben mit Demenz gewährleisten wollen. Drei Zugänge sollen den Blick auf gutes Leben mit Demenz unterstützen. Zum einen Martha Nussbaums »Capability-Ansatz«, der, ausgehend von den Wesensmerkmalen des Menschen, Bedingungen guten Lebens herausarbeitet: universell, überall auf der Welt und für alle Bevölkerungsgruppen für die UN entworfen (Nussbaum, 1999). In der Pflegewissenschaft hat sich insbesondere Nolan mit seinem

Pflegemodell der sechs Sinne um ein ganzheitlich ausgerichtetes Verständnis von Pflege und Gestaltung von Lebensbedingungen für Menschen (auch) mit Demenz hervorgetan (Nolan, Brown, Davies, Nolan, & Keady, 2006). Schließlich soll auf die fünf Kategorien guten Lebens bei Demenz zurückgegriffen werden, die Andreas Kruse im Zusammenhang mit einem gelingenden Leben mit Demenz zur Grundlage seiner Überlegungen macht (Kruse, 2015). Allen drei Ansätzen ist gemein, dass sie sich um ein ganzheitliches Verständnis des Menschen bemühen und einladen, unsere Anthropologie auf den Prüfstand zu stellen.

Martha Nussbaum hat in ihren Arbeiten zehn Wesensmerkmale des Menschen identifiziert. Dazu gehört die Sterblichkeit: Alle Menschen wissen um ihre Sterblichkeit und haben unter normalen Umständen einen Lebenswillen und eine »Abneigung« gegen den Tod. Um dieses »Wesensmerkmal« entfalten zu können, gehört die Fähigkeit, ein lebenswertes Leben zu leben und nicht vorzeitig sterben zu müssen. Ein als lebenswert empfundenes Leben setzt Rahmenbedingungen voraus, die nicht entwürdigend sind, die die Grundbedürfnisse des Menschen erkennen und ihnen als einen für andere bedeutsamen Menschen erleben lassen. Menschen mit Demenz das Lebensrecht abzusprechen, in der öffentlichen Debatte über Demenz als eine nicht lebenswerte Form des Lebens zu sprechen, stellt diese Befähigung, sein Leben bis zu Ende leben zu können – und wollen zu können, infrage. Ein weiteres Wesensmerkmal beschreibt Martha Nussbaum als Verbundenheit mit anderen Menschen: Menschen leben immer bezogen auf andere, benötigen Anerkennung und haben das Gefühl der Anteilnahme und des Mitleids. Um dieses Wesensmerkmal leben zu können, bedarf es der Sozialität, das heißt, der Fähigkeit zur sozialen Interaktion, sich mit anderen zu identifizieren, und das Gefühl, die Achtung anderer zu haben – unabhängig von der Lebensphase, der Lebensform und einer Behinderung. Nicht zum Objekt der Pflege gemacht, nicht reduziert auf die Diagnose zu sein: Das ist eine wichtige Voraussetzung für Sozialität, die sich in der Praxis sozialer Teilhabe und einer feinfühligen Beziehungsgestaltung ausdrückt. Verbundenheit mit den Tieren, Pflanzen und der Natur: Ein weiteres Wesensmerkmal des Menschen wird von Martha Nussbaum als ökologische Verbundenheit beschrieben: die Fähigkeit zur Anteilnahme für und Beziehung zu Tieren, Pflanzen und der Welt der Natur zu leben. Hartmut Rosa beschreibt die Bedeutung der Natur als Resonanzraum für uns Menschen. Auch für Menschen mit Demenz gilt, dass die Beziehung zu Tieren, zur Natur, zum Wald, zu Landschaften hoch bedeutsam sein kann, um sich als Mensch zu fühlen. Schließlich sei das Wesensmerkmal Humor und Spiel genannt. Menschen, die nicht lachen oder spielen, sind ihrer Entfaltung behindert. Der Mensch strebt nach Erholung, nach Entspannung und freudvollen Erlebnissen. Die Fähigkeit zu lachen, zu spielen und erholsame Tätigkeiten zu genießen, gehört zu den Grundbefähigungen, die auch für Menschen mit Demenz immer wieder neu und kreativ zu schaffen sind: Diese Auswahl von den Wesensmerkmalen des Menschen öffnet den Blick für das, was bei Menschen mit Demenz in ihrem Alltag und unter Bedingungen zum Teil unzureichender personeller Ausstattung, sowohl im ambulanten, als auch im stationären Bereich ausgeblendet wird.

Ähnlich ist die Vorgehensweise des englischen Pflegewissenschaftlers Mike Nolan (Nolan, Brown, Davies, Nolan, & Keady, 2006), der in einer rekonstruktiven Vorgehensweise empirisch herausgearbeitet hat, was für auf Pflege angewiesenen Menschen existenziell bedeutsam ist. Sechs Sinne hat Nolan mit seinen Kolleginnen und Kollegen dabei identifiziert:
- den Aspekt der Sicherheit hinsichtlich der essentiellen, physiologischen und psychologischen Bedürfnisse vor Bedrohung, Schaden und Schmerz
- den Aspekt der Kontinuität in der persönlichen Biografie und eine konsistente und reibungslose Versorgung innerhalb eta-

blierter Pflegebeziehungen durch dem Betroffenen bekannte Pflegepersonen
– den Aspekt der Zugehörigkeit durch die Bildung und/oder Aufrechterhaltung bedeutsamer und gegenseitige Beziehung
– den Aspekt der Zielgerichtetheit hinsichtlich der Fähigkeit, Ziele und Herausforderungen zu identifizieren sowie den Spielraum für eigene Entscheidungen zu haben – bei Menschen mit Demenz in der Anfangsphase von größter Bedeutung, in späteren Phasen geht es eher um Gestaltungsspielräume im Kleinen
– den Aspekt, etwas erreichen zu können in Hinblick auf bedeutsame Ziele und wertgeschätzte Beiträge – etwa im Alltag in der jeweils gewählten Wohnform
– den Aspekt der Bedeutsamkeit im Sinne der Anerkennung und Wertschätzung als Person und des Gefühls der Wichtigkeit der eigenen Existenz und Handlungen.

Es sind vielfältige Berührungspunkte zwischen Nussbaum und Nolan zu identifizieren, die Andreas Büscher und ich in unseren Arbeiten zur sogenannten subjektorientierten Qualitätssicherung systematisch zueinander in Beziehung gesetzt haben (Klie & Büscher, 2019). In einem pflegewissenschaftlichen Verständnis gilt es für Menschen mit Demenz in der individuellen Hilfe- und Pflegeplanung, in der Gestaltung des Pflegeprozesses zentral auf diese sechs Sinne Acht zu geben und sie in Aushandlung mit den Betroffenen und deren Vertrauenspersonen in die Gestaltung des jeweiligen Sorgearrangements zu Hause oder in der Wohngemeinschaft oder im Heim zu realisieren.

Andreas Kruse stellt in einem ethischen Entwurf zum guten oder gelingenden Leben im Alter fünf Kategorien in das Zentrum seiner Überlegungen:
– die Selbstständigkeit
– die Selbstverantwortung
– die bewusst angenommene Abhängigkeit

- die Mitverantwortung und
- die Selbstaktualisierung.

Die ersten vier Kategorien waren für die Arbeit am Sechsten Altenbericht der Bundesregierung maßgeblich und wurden von der Kommission im Zusammenhang mit der Differenzierung von Altersbildern an den Anfang des Berichtes gestellt (BMFSFJ, 2010). Die Selbstständigkeit beschreibt nach Kruse die Fähigkeit des Menschen, ein von Hilfen anderer Menschen weitgehend unabhängiges Leben zu führen, oder aber im Falle des Angewiesenseins auf Hilfen, diese so zu gebrauchen, dass sein selbstständiges Leben in denen für die Person zentralen Lebensbereichen möglich ist. Selbstverantwortung wird als Fähigkeit und Bereitschaft des Individuums verstanden, den Alltag in einer den persönlichen Vorstellungen eines guten Lebens entsprechenden Art und Weise zu gestalten und sich mit der eigenen Person wie auch mit den Anforderungen und Möglichkeiten der persönlichen Lebenssituation auseinanderzusetzen. Eingeschlossen ist die zentrale Rolle jedes Menschen, über die medizinische und pflegerische Versorgung entscheiden zu können. In der auch von mir immer wieder herausgestellten Kategorie der bewusst angenommenen Abhängigkeit spiegelt sich die Fähigkeit des Menschen wider, dass das – objektiv gegebene – Angewiesensein auf Unterstützung als Ergebnis der Verletzlichkeit und damit als ein Merkmal der conditio humana zu deuten und anzunehmen (Kruse, 2015, S. 263). Es ist die schwierigste Lektion für uns Menschen in der modernen Gesellschaft, in der Rationalität, Autonomie und Selbstbestimmung die zentralen Werte darstellen (vgl. Klie, 2019e). Die Fähigkeit, irrreversible Einschränkungen und Verluste anzunehmen, um sie geht es bei der bewusst angenommenen Abhängigkeit. Und ob Abhängigkeiten angenommen und akzeptiert werden können, hängt ganz wesentlich von den Rahmenbedingungen, von den Unterstützungssystemen und den Menschen ab, die Hilfe leisten. In der Kategorie der Mitverantwortung kommen die Fähigkeiten und die Bereitschaften des Menschen zum Ausdruck, sich in die Situation anderer Menschen hineinzuversetzen, sich für andere zu engagieren, aber auch Verantwortung innerhalb ihres Lebensraums zu übernehmen. Die große Bereitschaft der älteren Bevölkerung, die in den letzten zwei Jahrzehnten enorm angestiegen ist, sich bürgerschaftlich zu engagieren, ist Ausdruck einer mitverantwortlichen Lebensform. Die Kategorie der Selbstaktualisierung beschreibt die Verwirklichung von Werten, Fähigkeiten und Neigungen. Sich ausdrücken zu können und dies als stimmig mit sich selbst zu empfinden: Das ist mit der Selbstaktualisierung gemeint, wobei der Ausdruck ein sehr unterschiedlicher sein kann: Es geht um den körperlichen, um den Ausdruck mit Worten, den ästhetischen, sexuellen und ganz alltagspraktischen. Völlig unabhängig von einer Demenzerkrankung können diese Kategorien helfen, ein Verständnis des Kerns guten Lebens im Alter zu entwickeln.

Die Kategorien der Selbstständigkeit und Selbstverantwortung spiegeln nach Kruse das Moment der Selbstsorge oder der Verantwortung vor sich selbst und für sich selbst. Sie darf Menschen mit Demenz nicht abgesprochen werden. Sie sind zentral für ein als autonom betrachtetes, erlebtes und damit gelingendes Leben. Menschen mit Demenz, die in der Verwirklichung dieses für sie wesentlichen Motivs des Lebens beschnitten werden, reagieren vielfach agitiert und entwickeln gegebenenfalls psychopathologische Symptome. Wahrung der Würde zeigt sich auch im Respekt vor der Fähigkeit zur Selbstsorge und der Fähigkeit zur Entscheidung respektive Beteiligung an maßgeblichen Entscheidungen, etwa wenn es um medizinische Behandlungen oder pflegerische Maßnahmen geht.

In unseren Arbeiten an der Leitlinie zum Thema »Einwilligungsfähigkeit bei Menschen mit Demenz« (Gerontologie, Deutsche Gesellschaft für Psychiatrie, & Neurologie, 2020) hat uns ebenfalls der Aspekt der Selbstständigkeit und Selbstverantwortung geleitet, unterstützt durch die normative Vorgabe der Behindertenrechtskonvention, nach der Menschen mit Behinderungen niemals die rechtliche Handlungsfähigkeit wegen ihrer Behinderungen abgesprochen werden darf, Art. 12 BRK. Das gilt auch für Menschen mit Demenz, die, wenn nicht in jeder Hinsicht, so doch gegebenenfalls durch nonverbale Kommunikation zum Ausdruck bringen können, was ihnen wichtig ist, wovor sie Angst haben, ob sich Hinweise auf eine Veränderung ihrer Willensrichtung ergeben hat. Die in »gesunden Tagen« niedergelegte Willensäußerung, etwa in Patientenverfügungen, kann durch die aktuellen Wesensäußerungen eines Menschen mit Demenz infrage gestellt werden, etwa wenn wie seinerzeit Walter Jens Freude an einem Alltag entfaltet, den er sich früher so hat selbst nie vorstellen können. Andreas Kruse spricht von dem nonverbalen Ausdruck von Menschen mit Demenz als einem Kompass für die an der Hilfe Beteiligten für die Klärung der Frage, was zur Realisierung von Grundbedürfnissen des jeweiligen Menschen getan werden kann. Auch der Aspekt der Mitverantwortlichkeit spielt für Menschen mit Demenz eine große Rolle. Das Gefühl, gebraucht zu werden, beteiligt zu sein, sich engagieren zu können, ist je nach Phase der Demenz und Ausprägung der Demenz unterschiedlich vorhanden, aber immer bedeutsam. Ob das Engagement in der Deutschen Alzheimer Gesellschaft von Frühbetroffenen, die Mitwirkung im Alltag der Familie oder einer Wohngemeinschaft: Überall geht es darum, Menschen mit Demenz die Erfahrung zuteilwerden zu lassen, Teil der jeweiligen Gemeinschaft zu sein, gebraucht zu sein, Empfang der Hilfe erwidern und anderen Menschen etwas zu geben und den Nahraum mitgestalten zu können. Die Kategorie der bewusst angenommenen Abhängigkeit macht uns deutlich: Wir können ohne den anderen nicht sein. Im Miteinander entsteht jeweils das Neue, entfaltet sich Lebendigkeit. Nach Kruse (Kruse, 2015) baut die bewusst angenommene Abhängigkeit auf der Erfahrung der von der Hilfe abhängigen Person auf, dass nicht die Hilfeleistung die Beziehung zwischen ihr und ihrem sozialen Nahumfeld definiert, sondern vielmehr der lebendige Austausch, in den diese Hilfe eingebettet ist. Die Selbstaktualisierung, eine Konzeption Victor Frankls (Frankl, 1972), verweist darauf, dass auch in Grenzsituationen wie solchen von Menschen mit Demenz Selbstaktualisierung möglich ist. Sich ausdrücken zu können, Emotionen zu zeigen, Anteilnahme erkennen zu lassen, aber auch Unzufriedenheit, inneres Leiden zu zeigen, das sich etwa in vielfältigen Formen der Vokalisierung ausdrückt: All dies gehört zur Dimension der Selbstaktualisierung bei Menschen mit Demenz.

Zwischen Solidarität und Ausgrenzung

Die Coronapandemie hat die Probleme des deutschen Pflege- und Sorgesystems noch einmal wie durch ein Brennglas sichtbar gemacht: Auf Pflege angewiesenen, hochbetagten Alte und Menschen mit Demenz gilt in besonderer Weise die politische, mediale und gesellschaftliche Aufmerksamkeit. Sie sollen vor den Infektionsrisiken geschützt werden, sie gehören zur Hochrisikogruppe für den COVID-19-Erreger. Gleichzeitig sind sie stärker als jede andere Bevölkerungsgruppe von Maßnahmen der Ausgrenzung, der Isolation und der Quarantäne betroffen, und wie es Schulz-Nieswandt (Schulz-Nieswandt, 2020) benennt – dadurch mit zum Teil extremen Grund- und Menschenrechtseinschränkungen und -verletzungen konfrontiert.

Die deutsche Pflegeversicherung, die vor 25 Jahren eingeführt wurde, war ein Ausdruck gesellschaftlicher Solidarität mit Menschen, die ohne fremde Hilfe nicht leben können. Mit ihr wurde das allgemeine Lebensrisiko »Pflegebedürftigkeit« sozialpolitisch anerkannt. Auch wenn in vielfältiger Weise fiskalische Gründe mit dazu geführt haben, dass die Pflegeversicherung politisch durchsetzbar wurde und als fünfte Säule der Sozialversicherung eingeführt werden konnte: Es bleibt eine Errungenschaft, dass das Risiko, einmal auf Pflege angewiesen zu sein, sozialpolitisch reflektiert und auf einem höheren Niveau als dem der Sozialhilfe aufgefangen wurde (vgl. Klie, 2019d), dort insbesondere zur Geschichte der Pflegeversicherung: (Klie, 2019b). Auch die Errungenschaft der Pflegeversicherung kann die Tatsache nicht aus der Welt schaffen, dass eine der größten Gruppen von auf Pflege angewiesenen Menschen, die Menschen mit Demenz, aber auch ihre An- und Zugehörigen, von Ausgrenzung bedroht sind. Ausgrenzung durch Hospitalisierung in Pflegeheimen, Ausgrenzung durch unzureichend unterstützte häusliche Pflege (Haubner, 2017). Der bayerische Ministerpräsident Söder versprach im Wahlkampf 2018 eine Heimplatzgarantie für alle bayerischen Bürgerinnen und Bürger. Was für ein Versprechen. Will doch nur ein Bruchteil der Bevölkerung unter Bedingungen von Pflegebedürftigkeit in einem Heim leben. Gesundheitsminister Spahn verspricht die Deckelung der Heimkosten –, nicht aber der in ambulant betreuten Wohngemeinschaft und der häuslichen Pflege. Schulz-Nieswandt beschreibt es als einen Strukturfehler der deutschen Sorgepolitik, die Antworten auf den demografischen Wandel im Bau von Bettenkapazitäten zu sehen (Schulz-Nieswandt, 2020, S. 8). Schon in den 1990er-Jahren wurden Forderungen nach Abschaffung der Heime erhoben. Von Klaus Dörner stammt der Satz »Leben und sterben, wo ich hingehöre.« (Dörner, 2007). Trotz vielfältiger Bemühungen, trotz zunehmend differenzierter Konzepte: Heime bleiben in der Regel Orte der Separierung und Ausgrenzung – in jedem Fall unter den aktuellen Bedingungen, unter denen sie arbeiten, und angesichts der Renditeerwartungen und der Kommerzialisierung des deutschen Heimwesens. Die seinerzeit von Konrad Hummel erhobene Forderung und entwickelten Konzepte der Öffnung der Heime (Hummel, 1982) haben sich keineswegs durchgesetzt, auch wenn es gute Beispiele gibt. Wenn, müssten Heime als kollektive Wohnformen, Orte des normalen Wohnens sein, in dem alltägliches Leben, soziale Teilhabe und das Erleben würdevermittelnder Bedingungen prägend sind. Es sind nicht medizinische und pflegerische Unterstützungsbedarfe, die einen Heimeintritt provozieren. Es ist die Stärke und Qualität sozialer Netzwerke, die immer noch den Hauptrisikofaktor für eine Heimaufnahme darstellt.

Sicher gilt: Alleinlebende Menschen mit Demenz kommen mit ihrem Leben dort gegebenenfalls nicht zurecht, sind von Isolation bedroht, setzen sich und möglicherweise andere Gefahren aus. Auch für pflegende Angehörige gibt es Grenzen der Belastbarkeit. Insofern ist der Umzug in ein Heim (derzeit) in vielen Fällen alternativlos. Sicher gilt ebenso: Es braucht Formen und Konzepte kollektiven Wohnens, auch und gerade für Menschen mit Demenz. Nur wie sind sie auszugestalten? Konzepte der Heimversorgung changieren zwischen sogenannten integrierten und segregativen Lösungen: Einmal leben Menschen mit Demenz mit nicht an Demenz Erkrankten zusammen, ein anderes Mal in besonders auf sie und ihre Bedarfe hin ausgerichteten Wohnbereichen oder »Hausgemeinschaften«. Krankenhausähnliche und in der Tradition des Anstaltswesens stehende Versorgungskonzepte können weitgehend als überwunden gelten. Dafür wird um die Weiterentwicklung von Konzepten gerungen. Kleine Wohneinheiten und Wohngemeinschaften im Verbund lösen hier und dort klassische Heimkonzepte ab, wie etwa bei der Sozialholding in Mönchengladbach. Experimentiert wurde und wird mit sogenannten Pflegeoasen (Brandenburg & Adam-Paffrath, 2013); (Brandenburg, 2013); (Schuhmacher & al., 2010). Hier leben Menschen im Endstadium der Demenz in Mehrbetträumen, die innenarchitektonisch besonders ausgestaltet sind und die die Präsenz von Pflege- und Assistenzkräften gewährleisten. Sie vermitteln Menschen mit Demenz das Gefühl, nicht allein zu sein. Früh schon hat das Mediana Wohnstift in Fulda einen zentralen Pflegedienst abgeschafft und heimintern einen ambulanten Pflegedienst installiert und auf diese Weise versucht, eine gewisse Normalität in den dortigen Wohngruppen zu befördern: Die Pflegekräfte sollten wie Hausärzte zu

Besuch oder Visiten in die von Hauswirtschafts- und Assistenzkräften verantworteten Gruppen kommen (Arend, 2005). Das Kuratorium Deutsche Altershilfe (KDA) hat die fünfte Generation der Pflegeheime ausgerufen, die sich als Kompetenzzentren für Quartiere und Dörfer verstehen und ihre Dienstleitungen von Nachtnotruf über die Tagespflege, den Mittagstisch bis zur ambulanten pflegerischen Versorgung allen auf Pflege und Unterstützung angewiesenen Bürgern anbieten (Michell-Auli & Sowinski, 2013). Derartige Konzepte werden durch das geltende Recht der Pflegeversicherung allerdings im hohen Maße erschwert, da die Vorgaben der »Qualitätssicherung« allein auf das Modell vollstationäre Pflegeeinrichtung ausgerichtet sind. Den Innovationen werden insofern strukturell Grenzen gesetzt.

Den Heimen gegenüber steht das für die deutsche Pflegelandschaft immer noch dominante und auch für Menschen mit Demenz im Vordergrund stehende Modell der häuslichen Versorgung durch An- und Zugehörige. Mit großen regionalen Unterschieden werden etwa 70 % in der eigenen Häuslichkeit versorgt und davon wiederum 70 % ohne Inanspruchnahme eines ambulanten Dienstes im Rahmen der Pflegeversicherung. Die Pflegeversicherung ist fiskalisch kalkuliert auf der in Deutschland erstaunlich hoch ausgeprägten Sorge- und Pflegebereitschaft von Familien. Sie setzt auf die innerfamiliale Solidarität. Ganz praktisch heißt dies: Partnerinnen und Partner übernehmen freiwillig oder faktisch gezwungenermaßen Sorgeaufgaben. Sie bilden die größte Gruppe der pflegenden Angehörigen, gefolgt von Töchtern und Schwiegertöchtern. Auch wenn die Anzahl der Söhne, die sich an Sorgeaufgaben beteiligen, gestiegen ist, setzt die Pflegeversicherung auf die duldsame Pflegebereitschaft der Frauen – gratifiziert durch das gegebenenfalls haushaltsökonomisch relevante Pflegegeld. Aber nicht allein die Attraktivität des Pflegegeldes, vielmehr die hohen Kosten für die Inanspruchnahme von Pflegediensten, wenn man den Leistungsrahmen der Pflegeversicherung verlässt, zwingt faktisch viele Haushalte dazu, aus rein ökonomischen Gründen Pflegeaufgaben selbst zu übernehmen. Tine Haubner spricht in ihrer Dissertation von ausbeutungsähnlichen Verhältnissen (Haubner, 2017). Über 200.000 pflegende Angehörige würden lieber heute als morgen ihre Pflegeaufgaben niederlegen, wenn es denn eine Alternative gäbe (Rothgang & Müller, 2018). Wie sich ein häusliches Sorgearrangement für An- und Zugehörige darstellt, wird exemplarisch im Kapitel 11 dargelegt. In jedem Fall ist die Belastung von pflegenden Angehörigen hoch, auch wenn viele pflegende Angehörige in einer Rückschau auf die Pflegesituation und die vielen Jahre der Sorge- und Pflegearbeit als biografisch und existentiell hoch bedeutsam ansehen. Durch ambulante Dienste, durch Entlastungs- und Unterstützungsangebote können im begrenzten Umfang Hilfen mit Mitteln der Pflegeversicherung in Anspruch genommen werden. Nachbarn spielen eine große Rolle in der Stabilisierung häuslicher Pflegearrangements. Ehrenamtliche Hilfen erreichen derzeit nur ausgesprochen wenige Pflegehaushalte (BMFSFJ, 2016b).

Eine wichtige Entlastung können sogenannte Tages- und Nachtpflegeeinrichtungen darstellen. Sie eröffnen für Menschen mit Demenz Türen in gesellschaftliches Leben und bieten An- und Zugehörigen zeitweise Entlastung. Ihr Ausbau wurde forciert. Noch gibt es aber regional viel zu wenig Tagespflegeeinrichtungen. Während etwa der Landkreis Osnabrück über 800 Tagespflegeplätze vorhält, sind es in einem anderen niedersächsischen Landkreis lediglich 20. Insofern kann keineswegs überall auf diese wichtigen Angebote zurückgegriffen werden. Eklatanter ist dies in der Nachtpflege. Einen Rechtsanspruch auf Nachtpflege gibt es –, aber so gut wie überhaupt gar keine Einrichtung in Deutschland, in denen man diesen Anspruch einlösen kann. Dies hat uns gemeinsam mit dem Landkreis Karlsruhe und der AOK Mittlerer Oberrhein zum Konzept des Walzbachtaler Modells gebracht: Hier wurde die Nachtpflege quartiers- und dorfbezogen von einem Pflegedienst angeboten, und dies nicht über eine neue Institution, sondern über Rundgänge, nächtliche Einsätze in den Privathaushalten mit entsprechender technischer Unterstützung durch einen bestehenden Pflegedienst (Kendel, 2016). Dass wir in der häuslichen Pflege gerade für Menschen mit Demenz mit Aspekten des Systemversagens zu tun haben, dokumentiert die hohe Zahl von osteuropäischen Pflegekräften, die in Zeiten von Corona auch nicht mehr einreisen durften. Auf 660.000 wird die Zahl geschätzt, die in ca. 300.000 Pflegehaushalten tätig sind (Petermann & al., 2017). 90 % arbeiten illegal, jenseits der inzwischen im deutschen Recht vorgesehenen (halbherzigen) rechtlichen Regulierung, den (halbherzigen) mehr oder weniger legalen Konzepten der Entsendung, der selbstständigen Tätigkeit oder der Anstellung (Klie & Arend, 2017); (Klie, 2020d); (Dibelius & Piechotta-Henze, 2020).

Gerade in der häuslichen Versorgung von Menschen mit Demenz spielen osteuropäische Haushaltshilfen eine große Rolle. Sie werden meist von Mittelschichtsfamilien genutzt und halten in gewisser Weise in spätfeudaler Manier familiare Versorgungskonzepte und Vorstellungen aufrecht. Osteuropäische Pflegekräfte sind die modernen Dienstboten. Angesichts von Sprachbarrieren und großen kulturellen Unterschieden kann es und kommt es immer wieder zu kommunikativen Problemen in der Begleitung und alltäglichen Sorge um Menschen mit Demenz. Das ist umso bedeutsamer, als eine einfühlsame Kommunikation mit Menschen mit Demenz zentral ist für die Frage von Wohlergehen und Lebensqualität (vgl. Expertenstandard Beziehungsgestaltung in der Pflege von Menschen mit Demenz: DNQP & al., 2018). Eine Perspektive in einem für alle Seiten verträglichen, häuslichen Pflegearrangements liegt am ehesten in einem Mix aus professioneller, nachbarschaftlicher, familialer, technischer sowie bürgerschaftlicher Unterstützung. Von Hilfe und Welfare Mix wird in diesem Zusammenhang gesprochen (Klie, 2015). Das Konzept des Walzbachtaler Modells, von dem schon die Rede war, steht ebenso dafür, wie die viel diskutierten Ansätze von Buurtzorg (Kendel, 2016); (Gray, Sarnak, & Burgers, 2015). Hier verfolgen an dem jeweiligen Quartier und Dorf orientierte Teams von Pflegediensten das Ziel, einen solchen Hilfemix herzustellen, indem sie sowohl auf die Kompetenzen, Ressourcen und Potentiale innerhalb der Familien achten und sie versuchen zu aktiveren, als auch Nachbarschaften und andere Unterstützungsformen einzubeziehen. So gelingt es häufig, ein neues, das Pflegearrangement tragende Netzwerk aufzubauen, der Überforderung von pflegenden Angehörigen entgegenzuwirken und fairere und gerechtere Pflegearrangements zu schaffen. Das, was konzeptionell hier, aber etwa auch vom Pflegedienst in Papenburg experimentiert wird, verlangt aber nach entsprechender finanzieller und sozialrechtlicher Flankierung. Noch sind die Pflegedienste im Wesentlichen gefangen im Modus der Erbringung refinanzierbarer Leistungen. Und dies unter dem Gesichtspunkt betriebswirtschaftlicher Effizienz. Gastfamilien für Menschen mit Demenz stellen ebenso eine durchaus interessante Wohn- und Versorgungsform dar[2], die allerdings voraussetzungsvoll ist, wie wir in einem Forschungsprojekt in ostdeutschen Bundesländern erfahren konnten. Sie sind in Frankreich verbreitet – kennen dort aber verankerte Unterstützungsstrukturen, die in Kommunen aufgebaut wurden. Bei »Zu Gast wie daheim«, wie in meinem Freiburger Wohnort initiiert, ein aus Hessen stammendes Konzept, öffnen Familien vor Ort ihre Häuser und Wohnungen tageweise für Menschen mit Demenz – mit entsprechender fachlicher Begleitung. Auch hier wirken Bürger mit Fachkräften zusammen.

Paradigmatisch für einen Hilfe- und Sorgemix stehen ambulant betreute Wohngemeinschaften (Klie, 2019a). Ambulant be-

---

[2] Vgl. Herbstzeit – Betreutes Wohnen für alte Menschen in Familien: www.herbstzeit-bwf.de/ [Abruf vom 12.01.2021].

treute Wohngemeinschaften, inzwischen auch rechtlich definiert, wenngleich in 16 unterschiedlichen Varianten für jedes Bundesland, stehen für kleine, familienähnliche Wohneinheiten für drei bis zwölf Personen. Sie dienen der wohnortnahen Versorgung der örtlichen Bevölkerung respektive ihren Angehörigen. Sie schaffen dann eine besondere Qualität in der Lebensgestaltung und Sorge, wenn sie nicht nur von einem Pflegedienst »betrieben« werden, sondern systematisch An- und Zugehörige, bürgerschaftlich Engagierte aus dem Ort und insgesamt die Bürgerinnen und Bürger in die Alltagsgestaltung und Sorge miteinbeziehen. So bringt jeder das ihm Gemäße und ihm Mögliche in eine anteilnehmende Sorge für Menschen mit Demenz in der Wohngruppe ein: Die Profis ihre fachliche Kompetenz und ihr besonderes Wissen und Verständnis für krankheitsbedingte Symptome, Assistenzkräfte sorgen für einen lebendigen und vielfältigen Alltag, gutes Essen und einen gut gestalteten Haushalt. An- und Zugehörige bleiben im Kontakt und leben gegebenenfalls unter neuen Vorzeichen ihre Beziehung, etwa ihre Partnerschaft und Ehe weiter, indem sie ihr eigenes Leben in ihrem Zuhause und das gemeinsame Leben in einer Wohngemeinschaft gestalten. Ehrenamtliche und engagierte Bürger bringen ihre jeweiligen Kompetenzen und Begabungen ein: von Musik und Singen, über die Begleitung von Bewohnern in die örtliche Umgebung. Auch Menschen mit Demenz wirken mit an der Alltagsgestaltung, so es ihnen möglich und von ihnen gewünscht wird. Nicht jede ambulant betreute Wohngemeinschaft realisiert ein solches Konzept. Vielfach handelt es sich faktisch um Kleinstheime. Dennoch stehen ambulant betreute Wohngemeinschaften für eine Innovationskultur und die Einlösung örtlicher und kommunaler Verantwortung für eine präferenzorientierte Infrastrukturentwicklung. Mittels entsprechender Bürgerbeteiligung lassen sich, wie ich aus meiner eigenen Erfahrung in der Vortragstätigkeit in inzwischen über 100 Kommunen nachzeichnen kann, solidarische und mitgestaltende Potentiale in der jeweiligen örtlichen Bürgerschaft aktivieren, und menschenfreundliche Haltung gegenüber Menschen mit Demenz befördern. Insofern ist die Frage der Angemessenheit, der Menschenfreundlichkeit, der Passfähigkeit der Unterstützungsangebote für Menschen mit Demenz im hohen Maße abhängig von den Einstellungen und Haltungen der jeweils Aktiven: sei es den Pflegekräften, den Assistenzkräften, den An- und Zugehörigen und der Bürgerinnen und Bürgern. Das Erleben der individuellen Bedeutsamkeit, der Resonanzfähigkeit, das Erleben von individueller Würde ereignet sich im Alltag. Es reicht nicht aus, dass das Würdepostulat auf dem Papier steht. Da heißt es überall lapidar: »Bei uns steht der Mensch im Mittelpunkt.«

Prävention

Während wir bei COVID-19 darauf setzen, dass bald für alle Bürgerinnen und Bürger nach Möglichkeit weltweit ein Impfstoff zur Verfügung steht, um uns immun gegen das unsichtbare und unsere Welt verändernde Virus zu machen, ist ein Impfstoff gegen Demenz nicht in Sicht. Gleichwohl heißt das nicht, dass wir nichts tun können. Demenz ist keine zwingende Folge des Alters. Prävention ist – in begrenztem Umfang – möglich. Durch körperliche Bewegung, soziale Aktivitäten, das Vermeiden von Tabak und anderen Giftstoffen, die Aufrechterhaltung eines normalen Körpergewichts, die Kontrolle von Depression, von Diabetes und Blutdruck, aber auch ungesunden Stress, lässt sich der Demenz vorbeugen. Soziale Teilhabe, aber auch unsere Einstellung zu uns selbst, unser Menschenbild, unsere Bilder von Demenz: Sie können den Eintritt verzögern, eine beginnende Demenz abmildern oder zumindest den Umgang mit den Symptomen deutlich erleichtern.

Worauf kommt es an? Wichtig ist zunächst die körperliche Aktivität. Wir wissen auch für die Depression, der man in gewisser Weise »weglaufen« kann, dass der für erwachsene Menschen physiologische gesundheitsförderliche Mobilitätsbedarf von acht Kilometern ausgesprochen positive Wirkungen auf Psyche und Körper entfaltet. Auch für das Risiko, an Demenz zu erkranken respektive entsprechende Symptome zu zeigen, ist der Einfluss von Sport und Bewegung auf die geistige Gesundheit nachgewiesen (Blondell, Hammersley-Mather, & Veerman, 2014). Zwar kann man der Demenz nicht weglaufen – eher mit ihr. Allein körperliche Aktivität reicht nicht. Wir wissen davon, dass die Entwicklung einer Demenzerkrankung viele unterschiedliche Faktoren kennt. Aber was in jedem Fall gilt: Bewegung im höheren Erwachsenenalter trägt zu Wohlbefinden und Lebensqualität bei. Dabei dürfen wir aber auch hier nicht alle Menschen über einen Kamm scheren: Unsere körperlichen Dispositionen sind doch sehr verschieden, und was für den einen gesund ist, mag für den anderen eher schädlich sein oder zumindest ohne Wirkung bleiben.

Neben der Bewegung ist auch die Ernährung maßgeblich. Wird doch die Demenz von manchen als Diabetes Typ III angesehen, als eine stoffwechselbedingte Folge der Insulinresistenz der Neuronen (La Monte & Wands, 2008). Zucker- und kohlenhydratreiche Ernährung, nach dem Zweiten Weltkrieg typisch und von der Industrie in unverantwortlicher Weise befördert, haben ihren Beitrag zur Volkskrankheit Diabetes geleistet. Nicht Fett, sondern Zucker verteufeln, ist die Devise. Eine pflanzenbasierte Ernährung, verbunden mit einer ausgewogenen Zufuhr von Fetten: Omega-3- und Omega-6-Fettsäuren, die insbesondere in Fischen enthalten sind, gehören zu einer – auch bezogen auf Demenzen betrachtet – präventiven Ernährungsweise. Mediterrane »Diät« hilft: »Mit frischem Fisch gegen Demenz anschwimmen«. Noch wichtiger scheint die soziale Aktivität zu sein. Die Prädiktoren für die fernere Lebenserwartung kennen als wichtige Einflussfaktoren weniger hohen Blutdruck und Cholesterinspiegel als die Qualität sozialer Beziehungen. Nun ist die Bedeutung, die andere Menschen für uns Menschen haben, durchaus verschieden. Isolation und geringe soziale Kontakte müssen nicht als Einsamkeit erlebt werden. Auch der Glaube, auch das Verhältnis zur Natur, zur Literatur und Musik, spielen im Sinne einer Bezogenheit auf anderes eine große Rolle für die Gesundheit und für die Balance im Leben. Gleichwohl bleibt: Soziale Kontakte, das Gefühl der Eingebundenheit, der sozial erlebten Bedeutsamkeit entfalten eine gesunderhaltende Wirkung – auch bezogen auf das Erkrankungsrisiko an einer Demenz und dem Verlauf einer Demenzerkrankung. Darum ist es so wichtig, dass wir in der Gesellschaft lernen, in akzeptierender Weise mit Demenz leben zu lernen, Menschen mit Demenz nicht zu stigmatisieren, sie nicht auszugrenzen und von sozialer Teilhabe auszuschließen.

Soziales Engagement, das in den letzten Jahrzehnten in Deutschland, gerade unter Älteren, an Bedeutung gewonnen und in eindrücklicher Weise zugenommen hat (Bundesministerium für Familie, 2016b), werden in ihrer Bedeutung, soziale Kontakte und Freundschaften zu leben und soziale Wertschätzung zu erhalten, erkannt. Soziale Aktivität, und dies verbunden mit kognitiven Anforderungen, sind als Präventionsstrategie einem reinen Gedächtnistraining deutlich überlegen (Tesky & Pantel, 2019, S. 175 (177)). Hilft Sudoku gegen Demenz? Die Antwort lautet: nein. Das sogenannte Gedächtnistraining oder auch Gehirnjogging trainiert in der Regel nur ganz spezielle Gehirnleistungen. Wer viel Sudoku spielt, wird zwar im Sudoku-Spiel seine Leistung steigern, wer Zahlen nach aufsteigender Reihe miteinander verbindet, wird im Zahlenverbinden schneller, und wer Sprichwörter vervollständigen übt, kann Sprichwörter flüssiger aufsagen. Dadurch werden aber nicht alle kognitiven Fähigkeiten verbessert. Komplexe Alltagsanforderungen lassen sich auf diese Weise nicht besser bewältigen. Auch gehen die Trainingseffekte nach Aussetzen der Übung schnell wieder verloren. Zwar gibt es inzwischen eine deutsche »Hirnliga«, aber es muss festgestellt werden, dass Gedächtnistraining und Gehirnjogging als Maßnahmen zum langfristigen Erhalt der geistigen Fähigkeiten nur eingeschränkt empfehlenswert sind (Tesky & Pantel, 2019, S. 177). Besser geeignet sind kognitiv stimulierende Freizeitaktivitäten. Die moderne Bildungsarbeit mit älteren Menschen setzt genau da an: die Verbindung von sozialer, kognitiver, spiritueller und körperlicher Aktivität (Bubolz-Lutz, Gösken, Kricheldorff, & Schramek, 2010). Schließlich sind auch Lebensstilfragen unter dem Gesichtspunkt der Demenzprävention bedeutsam: Ernährung, Bewegung, Stress. In der auch unter jungen Menschen nachgefragten Optimierungsliteratur (vgl. literarisch: Dziuk, 2019) wird auf Konzepte der Salutogenese gesetzt, auf Achtsamkeitskonzepte und Meditation. Ein ausbalanciertes Leben, das Di-Stress vermeidet, trägt zur Gesundheit und damit auch zur Prävention vor Demenzerkrankungen bei. So konnte etwa ein abgeschwächter Alterungsprozess in der »epigenetischen Uhr« bei meditierenden über 52-Jährigen nachgewiesen werden. Der biologische Alterungsprozess hat etwas mit Oxidationsprozessen der Zellen zu tun. Und dieser wiederum wird (auch) durch unsere Lebensweise beeinflusst (Schmidt, 2019, S. 153 (168)). Dabei wird die Hypothese aufgestellt, dass es auch kulturelle Entwicklungen sind, die für die Zunahme der Demenzerkrankungen verantwortlich sind. Zunahme an Stress, Burnout und stressbedingte Erkrankungen sind keineswegs nur ein privates Problem, sondern Folge unserer kulturellen und gesellschaftlichen Umwälzung. Es ist ein Zeichen der sogenannten Postmoderne mit ihren Kulturmerkmalen, dass Menschen immer weniger Zeit haben und sich immer gestresster fühlen. Die soziale Beschleunigung, die Verzweckung und Funktionalisierung von Freiräumen, das Überangebot an Informationen, Konsum und Freizeitmöglichkeiten, aber auch die Durchdringung aller Lebensbereiche durch die Logik der Rationalisierung und Ökonomisierung haben Anteil an einem krankmachenden Stress. Bloß nicht den sozialen Anschluss verlieren, alles tun, um im gesellschaftlichen Takt zu bleiben und höhere Leistung zu erbringen: Das sind die von Hartmut Rosa identifizierten Signien unserer Zeit (Rosa, 2005). Sehen wir diese Zusammenhänge, dann wird deutlich, dass eine individuelle Achtsamkeits- und Meditationspraxis, die im Alltag zu zusätzlichem Stress führen kann, nicht die (alleinige) Lösung sein wird. Achtsamkeitsprogramme werden immer mehr zum Zwecke der Selbstoptimierung eingesetzt. Dann dienen sie nicht der Suche nach Balancen im Lebensstil, sondern der Optimierung. Insofern fordert uns eine auf Prävention ausgerichtete Lebensweise gesellschaftlich und kulturell heraus und mahnt uns, die Zunahme von Demenzerkrankungen in unserer Gesellschaft vor dem Hintergrund unserer kulturellen Orientierungen zu reflektieren und zu verändern. Reimer Gronemeyer spricht in diesem Zusammenhang von Menschen mit Demenz als Lehrmeister: Sie erinnern uns an die aus dem Blick geratenen Dimensionen unserer Existenz (Gronemeyer, 2013). Betonen wir ein Recht auf Demenz im Sinne von Demenz als Lebensweise, bietet dies eine Chance und eine Herausforderung zugleich, die unsere Gesundheit gefährdende Merkmale der modernen Gesellschaft auf den Prüfstand zu stellen. Dies tut in sehr kluger Weise Hartmut Rosa in seinem Buch »Unverfügbarkeit« (Rosa, 2018).

Rechtliche Vorsorge

Gut, dass wir das Recht haben, gut, dass es uns an das erinnert, was Menschen auszeichnet: die stets zu achtende Würde des Menschen, den Schutz vor Demütigung, die Wahrung von Grund- und Freiheitsrechten, aber auch die Möglichkeit, selbst in verbindlicher Weise rechtliche Vorsorge zu treffen und nicht auf die ersatzweise wirkenden und geltenden staatlichen Maßnahmen und Schutzvorkehrungen verwiesen zu sein. Zu den (privat-)rechtlichen Vorsorgeoptionen gehört zunächst die **Vorsorgevollmacht**. In ihr lege ich fest, wer unter welchen Voraussetzungen und in welchen Situationen für mich oder mit mir Entscheidungen treffen kann, wenn ich (allein) zur Entscheidungsfindung nicht mehr in der Lage sein sollte. Vorsorgevollmachten sind wichtige Vorsorgeinstrumente. Sie können sich bis auf höchst persönliche Rechtsgeschäfte wie Heirat, Erstellung eines Testaments oder Scheidung auf (fast) alle Rechtsgeschäfte und Rechtsangelegenheiten beziehen, zu denen ich als Vollmachtsgeber den oder die anderen bevollmächtige. Das können Entscheidungen in Gesundheitsangelegenheiten sein. Das können Entscheidungen über meinen Wohn- und Aufenthaltsort sein. Regelmäßig gehören Vermögensangelegenheiten zu den in Vorsorgevollmachten eingeräumten Rechten. Ich kann die Vorsorgevollmacht einer einzelnen Person geben, ich kann sie mehreren Personen zur gemeinsamen Ausübung oder in einem Vor- und Nachrangverhältnis übertragen. Ich kann in ihnen bestimmte und schwerwiegende Entscheidungen davon abhängig machen, dass man sich berät, gegebenenfalls auch mit weiteren nicht bevollmächtigten Personen (Geschwister etwa oder Hausarzt). Auch ist es möglich, dass man für die unterschiedlichen Regelungsbereiche Gesundheit oder Vermögen etwa jeweils unterschiedliche Bevollmächtigte benennt. Einer besonderen Bevollmächtigung bedarf es, wenn auch freiheitsentziehende Maßnahmen und lebensbedrohliche Heilbehandlungen mit zu einer (General-)Vollmacht gehören sollen. Die notarielle Beurkundung ist nur dann vorgeschrieben, wenn sich die Vollmacht auch auf das gesamte Vermögen und Grundvermögen (das heißt, Hausgrundstücke oder Eigentumswohnungen) beziehen soll.

Bei einer Vorsorgevollmacht ist das Innen- und Außenverhältnis zu unterscheiden. Nach außen sollte eine Vorsorgevollmacht klar, eindeutig und überschaubar kurzgefasst werden. Nach innen, das heißt, im Verhältnis zum Vollmachtgeber und Vollmachtnehmer, kann ich im Einzelnen festlegen, wie ich möchte, dass die Vollmacht ausgeübt wird, welche Präferenzen zu berücksichtigen sind, was ich nach heutigem Dafürhalten unbedingt wünsche oder nicht. Dies kann in unterschiedlicher Weise festgelegt werden: In regelmäßigen respektive anlassbezogenen Unterredungen, in schriftlicher Weise, sei es über einen Brief oder sonstige schriftliche Dokumentationen. Vorsorgevollmachten leben vom Vertrauen. Damit ist auch schon angedeutet: Vorsorgevollmachten können auch missbraucht werden. Überforderte Angehörige, nicht aufgearbeitete Konflikte, unterschiedliche Interessenslagen können dazu führen, dass der Vollmachtnehmer nicht das Wohl des Betroffenen allein im Blick hat, sondern auch seine eigenen Interessen verfolgt. Das ist menschlich. Es ist aber auch problematisch, und kann dazu führen, dass eine Vollmacht in ihrer Reichweite respektive in der Rechtmäßigkeit ihrer Ausübung angezweifelt wird. Das deutsche Betreuungsrecht sieht für diesen Fall die Einsetzung eines sogenannten Kontrollbetreuers vor, der die Aufgabenwahrnehmung durch den Bevollmächtigten begleitet, kontrolliert und gegebenenfalls korrigiert. Wie seinerzeit von den Medien berichtet, war dies etwa bei den Eheleuten Scheel, dem ehemaligen Bundespräsidenten, der Fall. Seine Frau Barbara war am Ende nicht mehr in der Lage, die Vollmacht allein im Interesse ihres Ehemannes auszuüben und musste hinnehmen, dass sie durch das Betreuungsgericht einen Kontrollbetreuer zur Seite gestellt bekam. Auch ein Bevollmächtigter muss sich an den Vorgaben des Betreuungsrechts orientieren, die allein das Wohl des Betroffenen unter Beachtung seines Willens zum Maßstab der Führung einer Vollmacht erklärt, § 1901 BGB. Vorsorgevollmachten sind wichtig. Sie sind jedem zu empfehlen. Sie sollten in gesunden Tagen erteilt werden, damit nicht die Bevollmächtigung später mangels Geschäftsfähigkeit infrage gestellt werden kann: Geschäftsfähigkeit ist Voraussetzung für die Erteilung einer wirksamen Vollmacht. Man kann sich beraten lassen, bei Betreuungsvereinen, bei Anwaltskanzleien oder Notariaten. Eine notarielle Beurkundung ist aber nur bezogen auf bestimmte, von der Vollmacht erfasste Rechtsgeschäfte gefordert. Liegt eine

Vorsorgevollmacht nicht vor und kann eine Person selber nicht mehr für sich allein entscheiden, ist die Einrichtung einer gesetzlichen Betreuung durch das Betreuungsgericht in vielen Fällen unvermeidlich.

Damit ist indirekt auch die zweite Vorsorgeoption angesprochen, die sogenannte **Betreuungsverfügung**. In ihr lege ich fest, für den Fall, dass ein Betreuer für mich bestellt werden soll, wer diese Aufgabe übernimmt. Das kann eine sogenannte natürliche Person sein, ein Freund, eine Freundin, An- und Zugehörige. Es kann aber auch eine juristische Person sein, etwa ein Betreuungsverein, der mir weltanschaulich nahesteht. Dieser wird dann eine Person aussuchen respektive das Betreuungsgericht eine in dem Betreuungsverein tätige Person zum Betreuer bestellen. Was man vermeiden sollte, ist, in der Betreuungsverfügung den Bevollmächtigten als Betreuer zu nennen: Eine Betreuer wird ja nur dann bestellt, wenn ein Bevollmächtigter nicht vorhanden ist oder nicht mehr geeignet ist. Insofern sollte in einer Betreuungsverfügung eine andere Person benannt werden als die (bereits) bevollmächtigte.

Die dritte Vorsorgeoption ist die **Patientenverfügung**, im Englischen *living will* genannt. Was soll mit mir geschehen, wenn ich selber nicht mehr für mich entscheiden kann? Patientenverfügungen dienen dazu, Willensäußerungen möglichst verbindlich festzuhalten, an denen sich in der Regel Ärzte, aber auch andere, etwa Pflegekräfte und Angehörige, orientieren oder die sie befolgen sollen, wenn ich selbst nicht mehr entscheiden kann. Der Gesetzgeber hat die Patientenverfügung in § 1901a BGB geregelt. Die deutsche Regelung sieht, anders als die schweizerische und österreichische, eine genaue und bestimmte Festlegung des (Behandlungs-)Wunsches respektive der entsprechenden Willensäußerung als Voraussetzung für ihre Verbindlichkeit vor. Nur wenn sich eine Patientenverfügung auf eine ganz bestimmte, ärztlich indizierte Heilbehandlungsmaßnahme bezieht und dies in einer vorweggenommenen gesundheitlichen Krisen- oder Krankheitssituation, ist sie verbindlich. Ansonsten geben Patientenverfügungen – und das ist der Regelfall – nur Hinweise auf die Willensrichtung, auf Präferenzen, auf Wünsche und Werthaltungen. Im österreichischen Recht wird hier von sogenannten beachtlichen Patientenverfügungen im Gegensatz zu verbindlichen Patientenverfügungen gesprochen. Die an eine Patientenverfügung gerichteten Erwartungen werden, gerade unter dem Vorzeichen einer Demenz, häufig überschätzt. Auch Menschen mit Demenz können in der jeweiligen Situation Willensäußerungen oder zumindest Wünsche, Vorlieben oder Hinweise auf ihren Lebenswillen oder Wunsch, sterben zu können, zum Ausdruck bringen. Diese bleiben beachtlich, auch wenn sie sich gegebenenfalls gegen Festlegungen in einer Patientenverfügung richten oder im Widerspruch zu ihnen stehen. Insofern sind Patientenverfügungen gerade bei Menschen mit Demenz nur begrenzt relevant. Man bedenke: In Patientenverfügungen können sich Willensäußerungen jeweils nur auf ärztlich indizierte Maßnahmen beziehen, nicht auf nichtindizierte Notfallbehandlungen, etwa überflüssige Krankenhauseinweisungen oder Reanimationen. Sie resultieren eher aus Qualitätsproblemen in der Versorgung oder/und der Kooperation zwischen den im Gesundheitswesen tätigen Institutionen und Berufsgruppen. Die Probleme dort sollten bitte nicht durch die Antizipation von Versorgungsproblemen in Patientenverfügungen aufgefangen werden. Das ist aber häufig der Fall: Patientenverfügungen richten sich gegen eine Medizin, die nicht eingenommen werden soll, oder gegen in der Tat überflüssige respektive belastende ärztliche Maßnahmen oder Krankenhauseinweisungen. Und: Patientenverfügungen dürfen nicht unter dem (gesellschaftlichen) Druck verfasst werden, anderen doch bitte nicht weiter zur Last zu fallen. Genau dies ist aber die Sorge vieler älterer Menschen im Zusammenhang mit Pflegebedürftigkeit und einer dementiellen Erkrankung. Es gibt in unserer Gesellschaft ein Recht auf Demenz im Sinne des Rechts auf menschenfreundliche Rahmenbedingungen, gute Behandlung und ausreichende Versorgung. Patientenverfügungen sind nicht dazu da, Verzicht zu leisten.

Aus der begrenzten Reichweite von Patientenverfügungen, gerade für Menschen mit Demenz, ist der Ansatz des »Advance Care Planning« entstanden. Dabei handelt es sich um eine dialogische, gesundheitliche Versorgungsplanung, die dann, wenn Diagnosen feststehen und Handlungsoptionen bekannt sind, in einem nach Möglichkeit kontinuierlichen Dialogprozess festlegt, wie die Behandlung, Pflege und Begleitung eines schwerkranken und möglicherweise bald sterbenden Menschen gestaltet werden kann. Das ist Gegenstand guter Behandlungs- und Pflegeplanung. Wie inzwischen in § 132 g SGB V geregelt, gibt es hierfür aber auch ein gesondertes Instrument, die gesundheitliche Versorgungsplanung. Dieses aber ist gerade für Menschen mit Demenz nur sehr eingeschränkt geeignet, wie in dem Beitrag zu diesem Thema weiter ausgeführt wird.

Das Leben, auch ein Leben mit Demenz, lässt sich nur begrenzt planen. Sich mit den Bedingungen eines Lebens mit Demenz auseinanderzusetzen, Präferenzen zu äußern, etwa wo man leben möchte, welche Wohn- und Lebensform einem am ehesten zusagt, das ist wichtig. Das sollte man tun, das sollte man mit den Menschen besprechen, die für einen bedeutsam sind, und die dann, wenn man möglicherweise selbst nicht mehr entscheiden kann, Entscheidungen treffen. Hierzu hat man sie zu befähigen und zu ermächtigen: Befähigen in dem Sinne, dass man mit ihnen ein Leben mit Demenz antizipiert, durchdenkt, die eigenen Sorgen, aber auch Wünsche teilt. Ermächtigen, indem man sie mit einer Vorsorgevollmacht in die Lage versetzt, verbindlich für einen zu entscheiden.

Das ist sowohl ein Vertrauensbeweis, aber durchaus auch eine Zumutung. Insofern sollten Vorsorgevollmachten nicht in einem rein formalen Akt, sondern gegebenenfalls in einem mithilfe Dritter gestalteten Dialogprozess besprochen, ausgehandelt und rechtlich verbindlich gestaltet werden.

Therapeutische Ziele und Möglichkeiten

Demenz ist eine Krankheit – mit vielen Variationen – die zum Tode führt. Eine kausale Therapie (derzeit und absehbar) gibt es nicht. Insofern ist eine Therapie im Sinne von Heilung nicht möglich. Das heißt aber nicht, dass einem therapeutischen Nihilismus das Wort geredet werden darf. Ähnlich wie in »Palliative Care« geht es um andere therapeutische Ziele als die der Heilung. Es geht um Progressionsverzögerung, das heißt, um eine Verlangsamung des Krankheitsverlaufs, und vor allem ein Hinauszögern und Abmildern der Symptomatik. Es geht darum, Beschwerden zu reduzieren, das subjektive Wohlbefinden zu fördern, das Selbstwertgefühl zu erhalten respektive zu steigern. Es geht aber auch darum, Menschen mithilfe von therapeutischen Maßnahmen vor sich selbst oder andere vor ihnen zu schützen.

Von Demenz sind mitnichten nur die Patientinnen und Patienten selbst betroffen, sondern auch die Familien. Insofern bezieht sich Therapie auch immer auf den Schutz von An- und Zugehörigen vor körperlicher und psychischer Überlastung. Nicht nur den Menschen mit Demenz und sein Wohlbefinden in den Fokus nehmende Ziele werden »therapeutisch« verfolgt. Es geht bisweilen auch um die Reduktion von Kosten. Und schließlich ist ein weiteres Ziel, die Präferenzen in der Lebensführung von Menschen mit Demenz so lange wie möglich zu berücksichtigen. Die Wenigsten wünschen sich einen Aufenthalt im Heim. So versucht man mithilfe therapeutischer Maßnahmen, den Umzug in ein Heim nach Möglichkeit zu vermeiden oder zu verzögern. Zu den Feldern der Therapie von Demenzerkrankungen gehört zunächst unter ärztlicher Perspektive die internistische Basistherapie. Denn: Eine

Demenz kommt nicht allein. Ganz wichtig ist es, den Gesundheitszustand insgesamt und andere Erkrankungen adäquat und mit Blick auf die Wirkung der Medikation demenzgerecht zu behandeln. Die Möglichkeiten der **medikamentösen Therapie** sind eingeschränkt, sie sind darauf gerichtet, die Demenzerkrankung in ihrer Symptomatik hinauszuschieben. Hier spricht man von sogenannten Antidementiva. Es werden Medikamente eingesetzt, die die Aggression abmildern. Im Einzelfall können sedierende Medikamente hilfreich sein. In dem Umfang, in dem sie insbesondere in Pflegeheimen eingesetzt werden, sind sie zu einem ganz überwiegenden Teil nicht lege artis und dienen eher der Ruhigstellung, der Kostenreduzierung, der vordergründigen Abwehr von Gefahren.

Neben den medikamentösen gibt es eine Reihe von nichtmedikamentösen Therapieformen, auf die noch einzugehen sein wird. In der Anfangsphase gehört die Psychotherapie dazu, gegebenenfalls auch für Angehörige. Erinnerungs- und Biografiearbeit, Milieutherapie, Ergotherapie, Physiotherapie: Das Spektrum ist weit. Die nichtmedikamentösen Therapieformen sind ebenfalls nicht auf Heilung gerichtet, sondern auf Linderung, auf Steigerung des Wohlbefindens, auf Stärkung der körperlichen und psychischen Stabilität. Weltweit befinden wir uns hinsichtlich der therapeutischen Möglichkeiten in einer Suchbewegung. Es fehlt meist an evidenzbasierten Konzepten. Dies wird auch in der S3-Leitlinie »Demenzen« (Deutsche Gesellschaft für Psychiatrie und Psychotherapie, Psychosomatik und Nervenheilkunde (DGPPN), Deutsche Gesellschaft für Neurologie (DGN) (Hg.), 2016) betont. Hier sind alle für die Demenz in Betracht kommenden Therapieformen aufgelistet, hinsichtlich ihrer Evidenz bewertet und mit entsprechenden Empfehlungen versehen. Darüber hinaus gilt: Wir haben es mit einer Vielfalt von Demenzerkrankungen und Formen ihrer Symptomatik zu tun. Spezifische Lebensumstände und individuelle Krankheitsverläufe verhindern pauschale Empfehlungen. Die

Therapie hat sich nach den Bedürfnissen eines Menschen mit Demenz zu richten.

Demenzen haben je nach Demenztyp einen unterschiedlichen Verlauf. Man unterscheidet die leichte von der mittleren und der schweren Demenz. Strukturiert nach diesen Verlaufsformen der Demenz sind auch die therapeutischen Maßnahmen anzusiedeln. Während bei der leichten Demenz die Diagnostik und Beratung sowie die Progressionsverhinderung im Vordergrund stehen, wird bei der mittleren Demenz versucht, Einfluss zu nehmen auf das Verhalten und die Steigerung des Wohlbefindens. Bei einer schweren Demenz geht es um die Erhaltung der Mobilität und die Sicherstellung der physiologisch ausgewogenen und den Wünschen und Vorlieben des Betroffenen entsprechenden Ernährung. Wirklich hilfreich ist die medikamentöse Therapie nur am Anfang der Erkrankung. Die Gruppe der Antidementiva, die sogenannten Acetylcholinesterase-Hemmer verhindern den Abbau des Botenstoffes Acetylcholin und stabilisieren die kognitiven Fähigkeiten, die Alltagskompetenz in einem Früh- bis mittleren Stadium. Allerdings gibt es auch bekannte Nebenwirkungen. Als zweite Gruppe der Antidementiva gelten die Glutamatantagonisten. Auch diese Gruppe von Medikamenten ist in der Anfangsphase in vielen Fällen indiziert. Leider erhält nur ein kleiner Teil der Menschen mit Demenz eine geeignete Medikation. 2007 waren es nur 10,7 % der Bewohner von Pflegeheimen, die auch Antidementiva erhielten. Menschen mit Demenz haben ein Recht auf adäquate therapeutische Behandlung, der dem Stand der Medizin entspricht, § 2 SGB V. Auch das gehört zum Recht auf Demenz, adäquat therapiert zu werden.

Die vielfältigen **nichtmedikamentösen Therapieformen** befinden sich überwiegend in der Experimentierphase. Psychotherapie zur Unterstützung der Krankheitsbewältigung kann ausgesprochen bedeutsam sein – insbesondere in der Anfangsphase einer Demenz. Viele können nicht akzeptieren, dass sie das nicht mehr können, was sie früher konnten. Es kommt zu Konflikten in der Familie, in Partnerschaften. Besonders bewährt haben sich psychotherapeutische Ansätze in stationären Rehabilitationseinrichtungen wie der Klinik in Bad Aibling, wo nicht nur Patient mit einer Demenzerkrankung, sondern auch ihre Partner aufgenommen werden. Häufig gelingt es, gemeinsame Wege der Krankheitseinsicht, des Verständnisses von Demenz und der Krankheitsbewältigung einzuschlagen. Auch hier gilt leider: Viele Krankenkassen weigern sich, die Erhaltungstherapie als Rehabilitationsmaßnahme zu gewähren. Bisweilen ist auch der Medizinische Dienst (zu) zurückhaltend.

In meiner anwaltlichen Praxis habe ich immer wieder mit Schwierigkeiten der Bewilligung zu tun. Etabliert ist die sogenannte Selbsterhaltungstherapie (SET). Sie verfolgt das Ziel, das »Selbst« durch Erarbeitung von Betreuungsprinzipien, die Verhaltensänderung reduzieren, Kompetenzen zu stärken, Erlebnisarmut zu verhindern und Zuversicht auf das künftige Leben zu bewahren. Dabei spielt die Erinnerungsarbeit eine zentrale Rolle. Was macht die Person aus, was sind die zentralen Anteile des Selbsts: Erinnerungsarbeit kann dazu beitragen, das Selbstwertgefühl der Person zu stärken und Angehörige zu entlasten. Auch Biografiearbeit kann therapeutisch wirken. Diese zielt auf die Erhaltung der Identität, auf eine emotionale Entlastung und kennt als Nebeneffekt zuweilen kognitive Besserung. Aber Vorsicht: Durch Biografiearbeit können traumatische Erlebnisse aktiviert werden. Auch gilt es stets, die Intimsphäre der Person zu wahren. Menschen mit Demenz dürfen nicht zu gläsernen Personen werden, weder in der ambulanten Versorgung, noch im Heim. Kunst- und Musiktherapie (Schultz, 2017) leisten einen wichtigen Beitrag zum Wohlbefinden, aber auch zur Verarbeitung der Krankheitserfahrung und der mit der Krankheit verbundenen Veränderungen. Wichtig sind in der späten Phase der Demenz körperorientierte Verfahren wie die basale Stimulation, die Kinästhetik. Es geht jeweils um einen personenzentrierten Ansatz, der das Individuum, den jeweiligen Menschen mit Demenz, in den Mittelpunkt der Bemühung und des Verstehens rückt.

Immer mehr therapeutische Bemühungen an unterschiedlichen »Schulen« werden auf Menschen mit Demenz gerichtet. So gibt es Forschungen zur sogenannten **Phytotherapie**. Sie dokumentieren, dass es auch hier keine Heilungseffekte, aber Symptomverbesserung etwa durch die Gabe von Ginkgo zu verzeichnen gilt (Kraft, 2019, S. 233). Die **Homöopathie** bei dementiellen Erkrankungen richtet sich auf die Nutzung von in der Homöopathie eingesetzten Medikamenten, um nebenwirkungsreiche Medikamentation zu reduzieren (Teut, 2019, S. 249). Auch die Anthroposophie widmet sich dem Thema Demenz. Die **anthroposophische Medizin** wirft einen anderen Blick auf Menschen und Krankheit und zielt darauf, geistig-seelische Kräfte zu stärken und zu erweitern (Warning, 2019, S. 263). Nicht nur zur Prävention, sondern auch in therapeutischer Hinsicht ist Mobilität und Bewegung wichtig. Sei es Wandern – der Deutsche Alpenverein unterhält extra Wandergruppen (auch) für Menschen mit Demenz –, Spazierengehen, Yoga, Tai Chi und die vielfältigen Formen des Tanzes. Auch sie können in nachgewiesener Weise therapeutische Wirkung entfalten: im Sinne der Stabilisierung, des Wohlbefindens, des Selbstausdrucks und der sozialen Teilhabe. Interessant ist der Blick aus der **traditionellen chinesischen Medizin**, so es um das Verständnis von Demenz geht. In der chinesischen Medizin wird Demenz als Störung und letztlich als Verlust des *Shen* (oft mit Geist übersetzt) begriffen, aber auch des *Yin* und damit als Verlust der gesamten Vitalität des Menschen schlechthin verstanden. Energetische Erschöpfung, Folgen von Fehlernährung, Erschöpfung durch falsche Lebensführung werden als pathogene Faktoren identifiziert. Studien belegen, dass Akupunktur und Moxibustion auch bei Menschen mit Demenz positive Wirkungen entfalten. Für wichtig gehalten wird der Erhalt der Elastizität durch ausreichende Bewegung und Übung, zum Beispiel durch Tai Chi, Qigong oder auch Tanz. Auch fordert die Yangsheng Lebenspflege die Selbstkultivierung durch Pflege von Musik, Tanz, Poesie, Gartenpflege und Kaleographie, die besondere Pflege auch der Lebensfreude, positives Leben der Sexualität, ausreichend Schlaf und Anpassung des Lebens an die Jahreszeiten. Eine ganzheitlichere Betrachtungsweise ist der traditionellen chinesischen Medizin zu eigen, die kombiniert mit der internistischen Schulmedizin eine interessante Ergänzung oder Alternative darstellen kann (Hummelsberger, 2019, S. 325).

Nochmals: Eine Heilung der Demenz ist nicht möglich. Auch die Erwartung an die Pille gegen Demenz hat eher etwas mit Verdrängung der Erkrankung zu tun, mit Verlagerung der Aufmerksamkeit von den Menschen, die heute an Demenz erkrankt sind, auf den »Fortschritt« der Medizin. Es sind nicht wenige Ärzte, die auch heute noch eher darauf setzen, dass es spätestens für sie selbst und die nächsten Generationen eine kausale Behandlung der Therapie gibt. Man kann dies auch als Verleugnung und Abwehr von Demenzerkrankungen, die das klassische Medizinsystem an ihre Grenzen führt, verstehen. Die dargestellten therapeutischen Optionen, mit ihren eben nicht auf Heilung, sondern auf Verlangsamung der Symptomatik, Hinausschieben des Krankheitsverlaufs und vor allen Dingen auf Wohlbefinden und Stabilisierung gerichtet sind, sie werden noch längst nicht überall systematisch genutzt. Erschreckend ist nach wie vor die Überdosierung von Psychopharmaka (Lange & al., 2017). Auch hierin drückt sich die geringe therapeutische Sorgfalt im Sinne der Stärkung des Wohlbefindens von Menschen mit Demenz und ihren An- und Zugehörigen aus. Recht auf Demenz verlangt auch von der Medizin und den anderen therapeutischen Berufen, die Voraussetzungen dafür zu schaffen, dass Menschen mit Demenz ihre eigene Lebensform unter Vorzeichen der Demenz entfalten können.

Menschenrechte und Demenz

Zu den zentralen Befürchtungen von Bürgerinnen und Bürgern im Zusammenhang mit einer Demenzerkrankung gehört der Würdeverlust. Die fundamentale Würde kann keinem Menschen abgesprochen werden. Die Würde im Sinne von Individualität und Kontinuität im Lebenslauf, sie wird durch eine Demenzerkrankung in besonderer Weise herausgefordert. Gelingt es im Sinne der Weltoffenheit Ja zu sagen zu einem Leben unter Vorzeichen von Demenz?

Die Gesellschaft hat dafür Sorge zu tragen, dass Menschen auch unter Bedingungen von Demenz Würde im Sinne der fundamentalen Achtung und des Respekts erfahren, sie unter Rahmenbedingungen leben können, die ihnen zugesprochenen Menschenrechte gewährleistet – und das nicht nur ihnen, sondern auch den Pflegenden, seien es Angehörige oder Professionelle. Würdeverlust in Folge unzureichender Rahmenbedingungen einer sorgenden Gesellschaft, des Sozialstaates, ist Ausdruck des Versagens des Staates. Das Sozialrecht dient im Kern der Grundrechtsrealisierung der Bürger. Das wird schnell vergessen, wenn man die häufig fiskalisch dominierten sozialpolitischen Debatten, auch über die Pflege und die Sicherung der Teilhabe, verfolgt. Keiner darf, aus Angst vor nicht würdeverträglichen Rahmenbedingungen eines Lebens unter Bedingungen von Demenz, seinen Lebensmut verlieren. Es ist schon herausfordernd genug, sich mit den völlig veränderten persönlichen An- und Herausforderungen des Lebens in Beziehung zu setzen. Auch deswegen sind Menschenrechte für Menschen mit Demenz und ihrer An- und Zugehörigen so elementar. Zu den im internationalen Recht verbürgten Menschenrechten (vgl. im Einzelnen: Klie, 2020c, S. 75(77)) gehört, dass Menschen in verletzlichen Lebenslagen, wie die von Menschen mit Demenz, nicht diskriminiert werden, sondern sie vielmehr tatsächlich die gleiche Möglichkeit eines selbstbestimmten Lebens haben wie andere Bevölkerungsgruppen. Der wirksame Schutz vor Gewalt gehört ebenso zu den Menschenrechtsversprechungen der internationalen Staatengemeinschaft wie die Sicherung der ökonomischen Existenz, aber auch der ausreichenden gesundheitlichen Versorgung, der freien Wahl des Wohnortes und der Sicherung der Mobilität (Nationale Stelle zur Verhütung von Folter, 2019); (Zentrum für Qualität in der Pflege (ZQP), 2017). In der Behindertenrechtskonvention wurde der Menschenrechtskatalog noch einmal auf die besondere Situation von Menschen mit Behinderungen hin konkretisiert.

Die Behindertenrechtskonvention ist ein eindrucksvolles Dokument der internationalen Behindertenbewegung: Es waren Menschen mit Behinderungen, die in der UN die Konvention initiiert, formuliert und durchgesetzt haben. Sie gilt auch für Menschen mit Demenz. Auch sie sind (auch wenn ihnen zumeist dominant der Status der Pflegebedürftigen zugesprochen wird) Menschen mit Behinderungen. Der Staat – auf allen Ebenen – muss bei seinem eigenen Handeln die Menschenrechte von Menschen mit Demenz achten, sie vor Verletzung durch Dritte (z. B. Heimträger und Personal privater Pflegeeinrichtungen) schützen und den Rahmen für menschenwürdige Sorge (durch Gesetze und andere strukturelle Elemente) gewährleisten (Mahler, 2020, S. 63(66)). Gerade bei Menschen mit Demenz, die (zu) häufig Opfer von Gewalthandlungen sind, ist das Menschenrecht von Freiheit auf Gewalt von besonderer Bedeutung. Gerade Menschen mit Demenz haben ein erhöhtes Risiko, Opfer von Gewalt und Misshandlung zu werden (Kreuzer, 2014). Der Schutz vor Übergriffen ist im Recht auf Leben und im Recht auf Schutz vor Gewalt und Misshandlung enthalten. Förderung und Unterstützung gewaltfreier Pflege (https://gesund-gewaltfrei.bayern) – im Heim oder Daheim – gehört zu den zentralen Bausteinen menschenrechtsorientierter Pflege. Enthalten doch eine Reihe von Landesheimgesetzen, die die Aufsicht über Heime regeln, die Verpflichtung, aktiv dem Thema Gewaltprävention und Schutz vor Gewalt Beachtung zu schenken. Eine besonders massive und in die Menschenrechte eingreifende Gewaltform ist der Einsatz freiheitsentziehender und beschränkender Maßnahmen (Hoffmann & Klie, 2012). Der Schutz vor willkürlichem Freiheitsentzug ist unter anderem in Art. 9 Zivilpakt und Art. 5 MRK garantiert und genießt auch in der deutschen Verfassung über das Grundrecht auf Freiheit der Person und den Richtervorbehalt aus Art. 104 des Grundgesetzes für die Genehmigung freiheitsentziehender Maßnahmen einen besonderen Rang. Die Beachtung von Menschenrechten wird als Messlatte für gute Pflege ausgemacht (Mahler, 2020, S. 71).

Nicht Satt-und-Sauber-Pflege, nicht allein die Dokumentation aller pflegerischen Handlungen, vielmehr die systematische und wirkungsvolle Gewährleistung von Menschenrechten im Alltag der Sorge und Pflege macht gute Unterstützung aus. In England hat man seinerzeit den Ansatz von »Homes are for Living in« entwickelt. Wir haben ihn ins Deutsche übersetzt: Heime zum Leben (Harris & al., 1995). Hier wurden Menschenrechte zu zentralen Qualitätskriterien erhoben:
– Was heißt Würde beim Waschen?
– Was heißt Wahlfreiheit in der Alltagsgestaltung?

In der Charta der Rechte Pflegebedürftiger (hier: Bundesministerium für Familie, Charta der Rechte hilfe- und pflegebedürftiger Menschen, 2006) wurden in einer Art *soft law* die relevanten menschenrechtlichen Aspekte für die Lebensgestaltung pflegebedürftiger Menschen zusammengefasst. Menschenrechte sind aber nicht *soft law*, sondern *hard law*: Ihre Verletzung kann mannigfache Rechtsfolgen und Sanktionen auslösen. Nicht umsonst ist die Antifolterkommission auch in deutschen Heimen unterwegs, um Phänomenen der Folter als intensivste Form der Menschenrechtsverletzung – auch und gerade gegenüber Menschen mit Demenz – nachzugehen. Recht auf Demenz heißt ganz wesentlich: Der Staat muss seinen Schutz- und Gewährleistungspflichten bei der Realisierung von Menschenrechten für Menschen mit Demenz nachkommen. Das tut er mitnichten überall und wirksam. Das hat dazu geführt, dass beim Bundesverfassungsgericht eine Verfassungsbeschwerde gegen den Pflegenotstand eingereicht wurde (Helmrich, 2017). Das Bundesverfassungsgericht hat die Verfassungsbeschwerde nicht angenommen, aber gleichwohl betont, dass der Staat seinen Schutz- und Gewährleistungspflichten nachkommen muss. Nur wie er dies tut, dies liegt in seinem Gestaltungsermessen.

Menschenrechtsverletzungen gegenüber Menschen mit Demenz – sie sind, und dies alltäglich, verbreitet – sowohl in Krankenhäusern als auch in Pflegeheimen, aber auch Daheim. Es gilt, Menschen mit Demenz gerecht zu werden und ihnen ein gutes Leben zu ermöglichen. Es gilt weiterhin, trotz aller Anstrengungen professioneller Pflegekräfte, die in der Pflegeethik niedergelegten Grundsätze einer menschenwürdigen und die Selbstbestimmung achtenden Pflege im Alltag zu realisieren. Die Bedingungen lassen dies häufig nicht zu. Auch die motivierteste Pflegekraft gibt bisweilen ihren pflegefachlichen Anspruch auf und ist mit sogenannten Cool-out-Phänomenen konfrontiert, der moralischen Desensibilisierung für das Schicksal pflegebedürftiger Menschen (Kersting, 2020, S. 227(233)). Claus Fussek verfügt über eine unendliche und immer wieder erschütternde Dokumentation menschenverachtender Pflegesituationen in Deutschland. Sie machen deutlich, wie wichtig es ist, für eine menschenwürdige Pflege Sorge zu tragen, gehören Menschenrechtsverletzungen vielerorts doch zum Alltag (Fussek & Schober, 2013). Bei der Illustrierung von Menschenrechtsverletzungen sollte man mit der Pathologisierung von Menschen mit Demenz beginnen. Das lernen wir aus der Behindertenbewegung: Die Pathologisierung von Menschen mit Behinderungen diskriminiert sie, stellt ihren Selbstachtungsanspruch infrage und hält ihnen Teilhabeperspektiven für ihre Lebensgestaltung vor (Degener & Miquel, 2019).

Die Kehrseite der Menschenwürde ist die Demütigung (Margalit, 2012). Der Entzug der Möglichkeit, sein Leben selber zu gestalten und relevante Entscheidungen zu treffen, der Entzug von Freiheitsrechten und die Versagung von Selbstachtung und der Erfahrung von Selbstwirksamkeit: All dies sind Formen der Demütigung. Eine anständige Gesellschaft stellt sicher, dass ihre Institutionen nicht demütigen. Beobachten wir derartige Formen der Demütigung von Menschen mit Demenz, haben wir es mit Menschenrechtsverletzungen zu tun. Besonders eklatant sind die vielfältigen Formen der Gewalt, sowohl daheim als auch im Heim. Sie reichen von der Anwendung körperlicher Gewalt (Schläge, unangemessene Behandlung, Vernachlässigung, in den »Windeln« liegen lassen, Abbruch der Kommunikation, unzureichende Essensversorgung) über Formen psychischer Gewalt (beleidigende, entwertende, bloßstellende Äußerungen) bis hin zu den verbreiteten Formen freiheitsentziehender und freiheitsbeschränkender Maßnahmen. Über zehn Prozent aller Menschen mit Demenz, die zu Hause versorgt werden, werden dort eingesperrt, fixiert und/oder sediert (Klie & al., 2013).

Auch wenn in deutschen Pflegeheimen (vor der Coronapandemie) die Zahl der freiheitsentziehenden Maßnahmen relativ betrachtet zurückgegangen ist, ist sie absolut immer noch erschreckend hoch. Wir müssen davon ausgehen, dass jeden Tag in deutschen Pflegeheimen weit über 300.000 freiheitsentziehende Maßnahmen ergriffen werden (Klie, 2017b). Wenn unter Bedingungen von Quarantäne Menschen mit Demenz ohne richterliche Genehmigung über einen längeren Zeitraum eingesperrt und dazu noch einer 5-Punkt-Fixierung unterworfen wurden, ist dies nur noch als schwere Menschenrechtsverletzung, als Folter zu qualifizieren. Es gibt Alternativen zu freiheitsentziehenden Maßnahmen. Sie sind in der Leitlinie der Pflegewissenschaftler Meyer und Köpke gut dokumentiert (Gerlach, Köpke, Haut, & Meyer, 2009).

In dem von uns vor über zehn Jahren gestarteten Projekt ReduFix (Reduzierung körpernaher Fixierungen) konnten Wege aufgezeigt werden, wie gerade Menschen mit Demenz ohne freiheitsentziehende Maßnahmen in einer risikoadäquaten Weise sowohl in Heimen als auch Daheim begleitet, umsorgt und gut gepflegt werden können. Die wichtigste Erkenntnis aus dem als Forschungsprojekt gestarteten ReduFix-Konzept: Auf die Haltung kommt es an, sowohl bei den Mitarbeiterinnen und Mitarbeitern als auch auf der Leitungsebene oder in Familien. Wichtig sind weiterhin die Konzepte, die in stationären Pflegeeinrichtungen und ambulant betreuten Wohngemeinschaften verfolgt werden. Eine medikalisierende Betrachtungsweise von Menschen mit Demenz erhöht das Risiko, dass auf freiheitsentziehende Maßnahmen zurückgegriffen wird. Und: Auf die Rahmenbedingungen kommt es an. In Heimen konnte keineswegs nachgewiesen werden, dass ein besserer Personalschlüssel automatisch zu einer Reduzierung von freiheitsentziehenden Maßnahmen führte. Für die häusliche Pflegesituation gilt: Die Überlastung von pflegenden Angehörigen neben Familiendynamiken ist ein wesentlicher Hintergrund dafür, dass zu freiheitsentziehenden Maßnahmen gegriffen wird. Gerade in der eigenen Häuslichkeit ist die Beratung, aber auch die Umsicht und Kontrolle sehr gering ausgeprägt. Auch deshalb bemühen wir uns aktuell um ein Konzept, das Thema freiheitsentziehende Maßnahmen und andere Formen menschenunfreundlicher und unwürdiger Sorge konzeptionell und politisch zum Thema zu machen (Klie & Büscher, 2019). Kreativität ist gefragt, wenn es um die Vermeidung freiheitsentziehender Maßnahmen geht: Gute Heime haben ein Nachtcafé eingerichtet, um bewegungsstarken Bewohnerinnen und Bewohnern einen Anlaufpunkt anzubieten. Mit Haustieren wurde gearbeitet: In Dänemark ist der Einsatz von (ehemaligen) Blindenhunden in Heimen verbreitet, die mit an Demenz erkrankten Heimbewohnern ihre Runde drehen und sie sicher zurückführen. Und Humor ist häufig gefragt, um Situationen zu deeskalieren, die sonst in Gewalt münden könnten. Auch darum geben Peter Gaymann und ich seit nunmehr knapp zehn Jahren den DEMENSCH-Kalender heraus, der einlädt, mithilfe von Humor einen menschenfreundlichen und damit gewaltfreien Umgang mit Menschen mit Demenz zu befördern.

Zu den verbreiteten Menschenrechtsverletzungen gehört auch die nicht von Einwilligung, aber auch nicht von einer medizinischen Indikation getragene Gabe von Psychopharmaka. Wie der führende Epidemiologe und Pharmakologe Gerd Glaeske immer wieder belegt, wird in deutschen Heimen zu viel und ohne Indikation zu Psychopharmaka gegriffen. Indiziert und segensreich können sie bei Menschen mit Wahnvorstellungen sein. Sie aber einzusetzen, um Menschen ruhig zu stellen, ihren Bewegungsdrang zu reduzieren, sie »pflegeleicht« zu machen: Das ist Menschenrechtsverletzung und nichts anderes. Eine sogenannte Off-Label-Medikation ist nur in Ausnahmesituationen zulässig und bedarf immer der Einwilligung des Betroffenen, und wenn er sie selbst nicht mehr abgeben kann, die eines Bevollmächtigten. Es gehört aber zur Praxis, insbesondere in Krankenhäusern aber auch Pflegeheimen, dass Medikamente ohne jede Zustimmung des Betroffenen selbst gegeben werden. Die aktive Einbeziehung und Aufklärung von Bevollmächtigten und Betreuern gehört leider keineswegs zum Alltag der Heime. Dies hat uns vor Kurzem dazu motiviert, cine ärztliche Leitlinie zur Einwilligungsfähigkeit von Menschen mit Demenz zu erarbeiten (Gerontologie & al., 2020). Menschen mit Demenz kann aufgrund ihrer Behinderungen keineswegs automatisch, gewissermaßen verbunden mit der Diagnose, die Fähigkeit zur Einwilligung abgesprochen werden. Sie sind einzubeziehen in die Entscheidungsfindung. Auch eine Person, die einen Betreuer zur ihrer Unterstützung zur Seite gestellt bekommen hat, bleibt im rechtlichen Sinne einwilligungsfähig. Nur soweit die Person nicht mehr in der Lage ist, zu verstehen, welches Ziel mit einer ärztlichen Heilbehandlung verbunden wird, welche

Nebenwirkungen mit einer Behandlung verbunden sein könnten, welche Folgen aus einer Ablehnung der Behandlung resultieren würden, gilt als nicht entscheidungsfähig. Das gilt auch, wenn sie allein zu einer Entscheidung in einer komplexen Situation nicht mehr in der Lage ist. Dann braucht sie »rechtliche Assistenz«, Unterstützung: Personen, die versuchen, ihr deutlich und verständlich zu machen, was mit einer Heilbehandlungsmaßnahme, etwa mit einer Medikation, an Zielen verfolgt wird. Auch wenn dies nicht mehr möglich ist, darf nicht einfach über den Kopf der Person hinweg entschieden werden. Dann haben den mutmaßlichen Willen des Patienten folgend berechtigte Personen zu entscheiden: Bevollmächtigte oder Betreuer. Sie haben dabei die Wesensäußerungen des Menschen, die averbalen Äußerungen in ihre Entscheidungsfindung miteinzubeziehen – und dürfen sich im Übrigen auch nicht einfach auf eine irgendwann einmal niedergelegte Patientenverfügung mit zumeist sehr allgemeinen Festlegungen berufen (vergl. Kruse, 2015). Es ist nicht leicht für Angehörige, sich gegen die Entscheidungsroutinen in Pflegeheimen und Krankenhäusern zur Wehr zu setzen. Ich erinnere dies selbst in einer Situation meines vor vielen Jahrzehnten schwer erkrankten Vaters: Es war kaum möglich, in dem Krankenhaussetting der Katheterisierung, die nicht notwendig geboten war, entgegenzutreten. Umso wichtiger ist es, dass man sich informiert über indizierte Psychopharmakabehandlung, um zu diesem Thema zurückzukommen. In der sogenannten PRISCUS-Liste[3] werden in aller Regel ungeeignete und toxische Psychopharmaka zusammengestellt, die für die Behandlung von Menschen mit Demenz unpassend sind.

Zu Menschenrechtsverletzungen gehören nicht nur die geschilderten massiven Rechtseingriffe, die sich ohne Weiteres ergänzen ließen. Zu ihnen gehört auch jede Form der systematischen

---

3 Vgl. Priscus-Liste: https://www.gelbe-liste.de/arzneimitteltherapiesicherheit/priscus-liste [Abruf vom 21.01.2021].

Diskriminierung. Wenn in Coronazeiten Demenzerkrankte von vornherein in Triage-Entscheidungen benachteiligt werden, ist dies mit dem Prinzip der unteilbaren Menschenwürde nicht vereinbar (Klie, 2020b). Wenn Menschen mit Demenz systematisch von Teilhabeleistungen ausgeschlossen werden, die ihnen eine selbstständige Lebensführung in Teilen erhalten helfen, wie dies in der Praxis der Eingliederungshilfe leider der Fall ist, ist auch darin eine Menschenrechtsverletzung zu sehen (Bundesministerium für Familie, 2010).

Auch Menschen mit Demenz können und sollen Anspruch auf Rehabilitations- und Teilhabeleistungen haben. Das zeigt etwa Helga Rohra, eine ebenfalls früh an Demenz erkrankte Pionierin der Alzheimerbewegung, die als Autorin mithilfe einer Assistenz auch unter Bedingungen von Demenz ihrer Vortragstätigkeit nachgehen konnte und in den Gremien der Deutschen und Europäischen Alzheimer Gesellschaft e. V. mitwirkte. Auch die Versagung von medizinischer Behandlungspflege in Pflegeheimen hat einen menschenrechtlich unangenehmen Beigeschmack. Die Krankenversicherungsleistungen in Anstalten wurden für die »Dementen« und »Irren« im Nationalsozialismus eingestellt. Bis heute ruht der Anspruch auf Leistungen der Krankenversicherung in Pflegeheimen insoweit – auch wenn Bundesgesundheitsminister Spahn hier in symbolisch zu nennender Weise versucht hat, etwas Abhilfe zu schaffen.

Angesichts der Spannung zwischen der Bedeutung der Menschenrechte einerseits und ihrer Verwirklichung andererseits gilt es, Menschenrechte von Menschen mit Demenz zu aktivieren. Das Recht als solches ist nichts, es sei denn »ich verteidige mich«, so formulierte es einmal Michel Foucault (zitiert nach Klie, 1997). Rechtswahrnehmung setzt die Kenntnis von Rechten ebenso voraus, wie die Bereitschaft, sich für ihre Durchsetzung einzusetzen. Das ist Menschen mit Demenz selbst häufig nicht möglich. Insofern bedarf es advokatorischer Rollen, die diese Aufgaben wahrnehmen. Das können An- und Zugehörige sein, es sind auch vielfach Selbsthilfegruppen wie die Alzheimer Gesellschaften in Deutschland. Ebenso kommt dem Case Management eine advokatorische Rolle zu. Zivilgesellschaftliche Akteure, gesetzliche Betreuer: Sie alle können ihren Beitrag dazu leisten, dass Menschenrechte für den Alltag von Menschen mit Demenz »aktiviert« werden, wie es Dick formuliert (Dick, 2020, S. 87 ff).

Wie kann dies gelingen? Im Einzelfall ist Beratung gefragt. Die Alzheimer Gesellschaften unterhalten ein Beratungstelefon ebenso wie Beratungsstellen und Pflegestützpunkte auf kommunaler Ebene. Gesetzliche Betreuer, wenn sie denn ihre Aufgaben richtig wahrnehmen, haben nichts anderes als Kernaufgabe, als das Wohl der Betroffenen und damit auch ihre Menschenrechte zu schützen und zu wahren. Den Betreuungsgerichten ist in

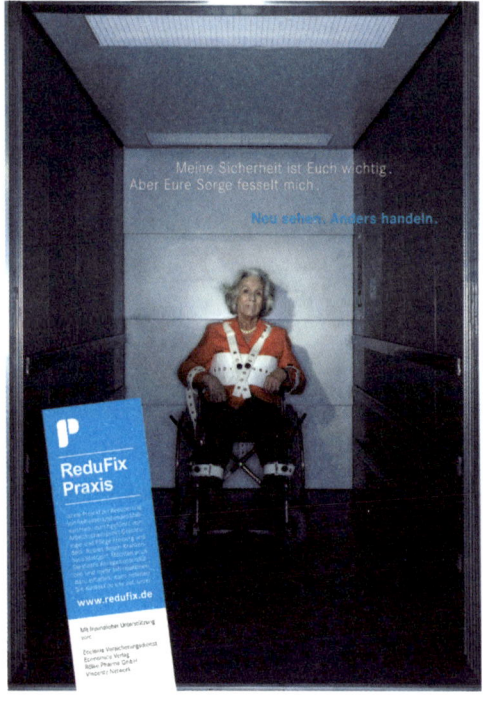

Kampagne ReduFix

Deutschland die Aufgabe zugeordnet, jede freiheitsentziehende Maßnahme genauestens zu überprüfen und damit ihren Beitrag zum Schutz von Menschenrechten zu leisten. Das gilt für häusliche Pflegesituationen nur sehr eingeschränkt: Hier ist immerhin ein gesetzlicher Betreuer zu bestellen, da die Angehörigen als solche nicht das Recht haben, über freiheitsentziehende Maßnahmen Entscheidungen zu treffen. Im Einzelfall kann auch die Einschaltung eines Anwaltes geboten sein. Nur fehlt es hier meist an in Fragen der Demenz kompetenten Anwälten. Auch sind gerichtliche Verfahren für Menschen mit Demenz mit einer möglicherweise begrenzten Lebenserwartung eine große Belastung. Insofern kommt es darauf an, in der Zukunft stärker Verbandsklagen, die inzwischen auch im sozial- und zivilrechtlichen Bereich zugelassen sind, für Menschen mit Demenz zu nutzen. Die Aktivierung von Menschenrechten ist auch und gerade Aufgabe von Institutionen, die Verantwortung für die Rahmenbedingungen der Pflege, der Sorge und Sicherung der Teilhabe tragen. Gute Pflegeheime machen sich inzwischen dafür stark, ein fixierungsfreies Heim zu werden. In Baden-Baden und Rastatt hat man sich mit Unterstützung von Stadt und Landkreis auf den Weg gemacht, dass alle Heime fixierungsfrei werden. In der konsequenten Umsetzung von ReduFix-Vorgaben lässt sich dieser Weg in der Regel erfolgreich einschlagen.

In den Heimen bedarf es dann entsprechender Schulungen, Verfahren und vor allem der Verantwortungsübernahme der Heimleitung. Auch in Krankenhäusern wurden menschenrechtsorientierte Maßnahmen ergriffen, um den Weg zu einem demenzfreundlichen Krankenhaus einzuschlagen – mit Rooming-in, mit entsprechenden Assessments und Stationen für Menschen mit Demenz.

Gerade Krankenhäuser können sich für Menschen mit Demenz als besonders belastend darstellen. Deshalb hat die Robert Bosch Stiftung ein Doktorandenkolleg finanziert, das sich speziell mit Fragen der Behandlung von Menschen mit Demenz im Krankenhaus beschäftigt.⁴ Auch in der häuslichen Pflege können Verfahren entwickelt werden, mit denen man wirksam auf Menschenrechtsverletzungen und Gewalt in der häuslichen Pflege reagiert. Der Landkreis Tuttlingen hat sich auf den Weg gemacht zum »sorgenden Landkreis«, der in besonderer Weise die häusliche Situation auch von Menschen mit Demenz in den Fokus gerückt hat. Durch Heimbeiräte und Heimfürsprecher können engagierte Bürgerinnen und Bürger sich für die Wahrung von Menschenrechten ebenso einsetzen wie Engagierte im Kontext ambulant betreuter Wohngemeinschaften. Sie werden dort zu Co-Produzenten guter Pflege unter Wahrung von Menschenrechten. Aber es bedarf auch insgesamt zuträglicher Rahmenbedingungen, die eine Pflege unter Wahrung von Menschenrechten sowohl für die Pflegenden selbst als auch für die Menschen mit Demenz möglich macht. Immer noch fehlt es in deutschen Heimen an einer analytischen Personalbedarfsberechnung. Studien weisen darauf hin, dass 40 % mehr (Assistenz-)Personal in Heimen als heute benötigt wird, um die Standards in der Pflege einhalten zu können (Rothgang & Müller, 2018). In Krankenhäusern fehlt es zumeist an den strukturellen und personellen Voraussetzungen für eine demenzfreundliche Behandlung. In der häuslichen Pflege ist die Pflegeversicherung dazu angetan, Menschenrechtsverletzungen zu provozieren, und dies sowohl bei pflegenden Angehörigen als auch bei osteuropäischen Haushaltshilfen und bei den Menschen mit Demenz, die zu Hause versorgt werden. Haubner beschreibt eindrücklich, dass die Pflegeversicherung viele – insbesondere Frauen – dazu zwingt, ihre Erwerbstätigkeit aufzugeben und sich der Pflege von Angehörigen zu widmen, da ihnen aus ihrem Einkommen eine bedarfsdeckende Versorgung der Angehörigen durch Pflegedienste schlicht nicht möglich ist (Haubner, 2017). Die geschätzten 660.000 osteuropäi-

---

4 Vgl. https://www.bosch-stiftung.de/de/projekt/graduiertenkolleg-menschen-mit-demenz-im-akutkrankenhaus [Abruf vom 21.01.2021].

schen Haushaltshilfen (Petermann & al., 2017) arbeiten überwiegend unter Bedingungen, die nur als menschenrechtsverletzend qualifiziert werden können. Über 90 % arbeiten in Schwarzarbeit und zu Löhnen, die weit entfernt sind von den Mindestlöhnen, die in Deutschland verbindlich gelten und sich jenseits aller arbeitsschutz- und arbeitszeitschutzrechtlichen Standards bewegen.

Die Entscheidung, einen Pflegemarkt zu begründen, an dem Investoren in relevanter Weise Rendite erwirtschaften, ist überdies hoch problematisch. Gesundheit und Sorge sind ein hohes gesellschaftliches Gut. Bei aller Wertschätzung vieler Akteure im privatgewerblichen Bereich: Ökonomisierung und vor allen Dingen Kommerzialisierung des Pflegesektors verträgt sich nicht mit dem Versprechen der Grundrechtsrealisierung und Daseinsvorsorge für Menschen mit Demenz. Schließlich ist die Frage der Aktivierung von Menschenrechten eine kulturelle Frage. Solange wir Menschen mit Demenz nicht verstehen (wollen), Menschen mit Demenz jeden Lebenswert absprechen, sie als Belastung verstehen, nichts über Demenz wissen, leisten wir in unserer Gesellschaft keinen Beitrag zu einem Recht auf Pflege. Insofern ist eine Art Menschenrechtspädagogik gefragt, sind wir kulturell herausgefordert, der in vieler Hinsicht besonders vulnerablen Bevölkerungsgruppe zu ihren Rechten zu verhelfen und zwar dadurch, dass wir einen fundamentalen Respekt ihnen gegenüber entwickeln, uns aus der Beziehung und Mitverantwortung nicht lösen und uns einüben in einer menschenfreundlichen Haltung und alltäglichen Praxis und Mitsorge.

Gibt es ein gutes Leben mit Demenz? Annäherung durch Forschung

Mit meinen Forschungsinstituten hatte ich im Rahmen der Berichterstattung für den Pflegereport der Deutschen Angestellten Krankenkasse (DAK-Gesundheit) die Gelegenheit, der Frage nach

Bedingungen guten Lebens von Menschen mit Demenz in unterschiedlicher Weise empirisch nachzugehen (Klie, 2017). Gemeinsam mit dem Institut für Demoskopie Allensbach wurde eine Bevölkerungsbefragung durchgeführt, von der OptiMedis AG wurden die Routinedaten der gesetzlichen Krankenversicherung ausgewertet. Schließlich haben wir eine Reihe von qualitativen Interviews mit Angehörigen von Menschen mit Demenz geführt. Die wesentlichsten interessanten Befunde sollen nachfolgend skizziert werden. Sie machen Mut, ein Recht auf Demenz einzufordern. Anders als die Medien es mit ihren Schreckensmeldungen kundtun: In der Bevölkerung ist das Wissen darum, worauf es bei einem Leben mit Demenz ankommt, was ein gutes Leben mit Demenz an Voraussetzung kennt, weit verbreitet. Es wird in und hoffentlich nach der Coronapandemie von größter Bedeutung sein, auf diese Einstellungen, auf das Wissen, aber auch auf die vielfältigen Handlungsbedarfe, die in der Studie deutlich wurden, zurückzugreifen und an sie anzuknüpfen.

Die Studie steht nicht allein. Andreas Kruse ist mit seiner HILDE-Studie (Becker, Kaspar, & Kruse, 2006) der Frage nachgegangen, ob Menschen mit Demenz Glückserfahrungen erleben können und wie man Lebensqualität bei Menschen mit Demenz identifizieren kann. Er ist zu interessanten Einsichten gekommen: Ja, Glückserfahrungen sind möglich, sie lassen sich erkennen, sie entstehen vor allem dort, wo Menschen mit Demenz jenseits der Pflege im engeren Sinne in anteilnehmender Weise angesprochen, sie in ihrer Kompetenz unterstützt und bestärkt werden (Becker, Kaspar, & Kruse, 2006). Die Befunde entsprechen den Ergebnissen unserer Bevölkerungsumfrage.

Optimismus durch Erfahrung

Konfrontiert man sie mit den vor allem medial präsenten Bildern zum Thema Demenz, die diese als einen nicht hinnehmbaren Zustand, sogar als Infragestellung von Identität und Autonomie, aber auch der Würde verstehen, so sind diese durchaus bemerkenswert. Die für einen würdestiftenden Umgang essentiellen Wissensbestände und Einstellungen sind in der Bevölkerung tief verankert. So ist vielen Menschen bekannt, dass sich intakte soziale Kontakte positiv auf Krankheitsverläufe auswirken können, dass körperliche Zuwendung auch für Menschen mit Demenz ein wichtiges Bedürfnis darstellt und nicht zuletzt, dass Menschen mit Demenz zur intensiven Empfindungen und differenzierten emotionalen Äußerungen fähig sind. Auch die Sicherung individueller Autonomie und Selbstbestimmung sowie eine gute fachliche Begleitung werden als wichtige Ressourcen zur Gestaltung eines Lebens mit Demenz benannt.

Soziale Einbindung

In diesem Zusammenhang ist ein erweitertes Verständnis des Autonomiebegriffs gefragt: Als soziale Wesen leben wir, auch jenseits von Krankheit und Verletzlichkeit, in der Verwiesenheit auf andere. Wir benötigen Unterstützung in nahezu allen Lebensbereichen und vertrauen auf das wohlwollende Handeln anderer Menschen. Besonders Menschen mit Demenz leben von Formen anteilnehmender Fürsprache, um ihre Wünsche und Bedürfnisse angemessen und selbstbestimmt umsetzen zu können.

So verweisen die Ergebnisse der Bevölkerungsbefragung auf die Wichtigkeit gemeinsam geteilter Erfahrungen und Entscheidungen sowie der differenzierten Wahrnehmung von Menschen mit Demenz in ihren kommunikativen Fähigkeiten. Dafür bedarf es einer gemeinsamen Erörterung der jeweiligen Lebenssituation. In der Begleitung von demenzerkrankten Personen Erfahrene zeigen dies deutlich. Von ihnen halten 77 % ein gutes Leben mit der Krankheit für möglich und benennen konkrete Beispiele. Sie berichten von Momenten geteilter Freude, humorvollen und sogar lustigen Begebenheit, der ausgeprägten Emotionalität Demenzbetroffener und verschiedenen Möglichkeiten, Freude zu empfinden.

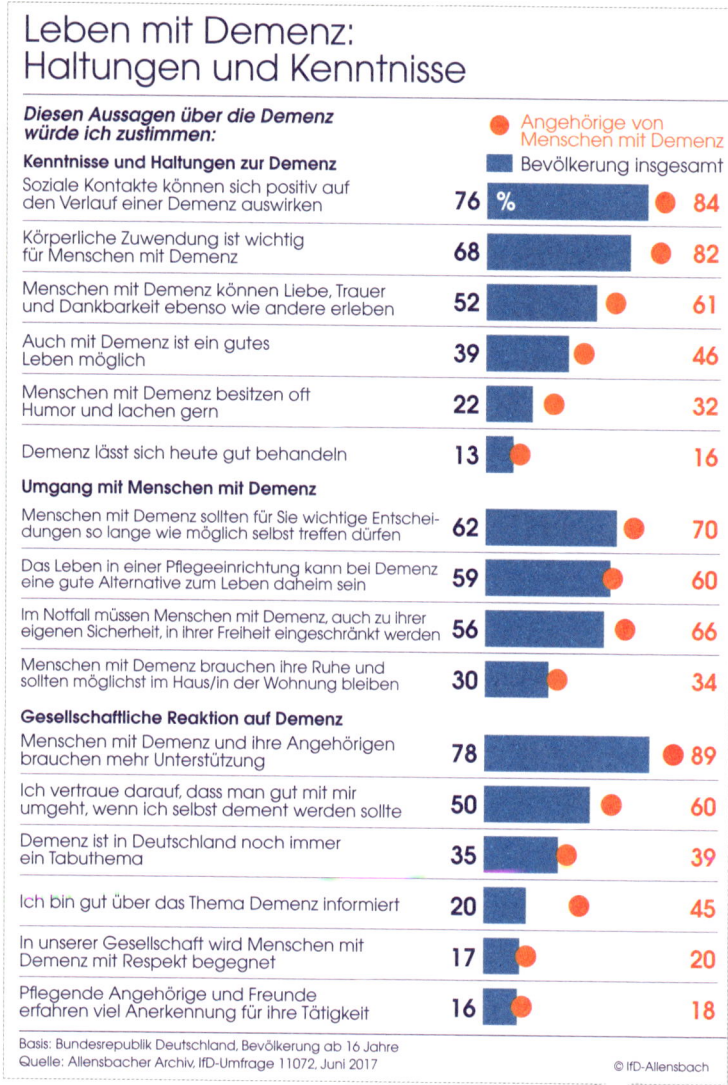

Bemerkenswert ist zudem, dass auch jene Menschen ohne Erfahrung in der Begleitung von Menschen mit Demenz überwiegend zustimmend auf die Frage nach der Möglichkeit eines guten Daseins mit Demenz reagierten. Um die beschriebenen Qualitäten im Alltag sichtbar zu machen, bedarf es jedoch der Erfüllung von Voraussetzungen. Auch dies heben die Befragten deutlich hervor. An- und Zugehörige bedürfen wesentlich besserer Unterstützung durch professionelle, aber auch informelle Akteure. Die Ergebnisse geben zudem Anlass, die Sicherung von bisher bedeutsamen sozialen und familiären Bezügen in den Vordergrund der Begleitung zu stellen.

Verantwortung teilen

Komplexe Lebenslagen, zu denen zweifelsohne auch der alltägliche Umgang mit Demenz gehört, erfordern kreative und gut organisierte Begegnungsformen. Von den Möglichkeiten therapeutischer Zugänge wurde bereits berichtet. Menschen, die sich in der Pflege und Begleitung Demenzerkrankter engagieren, wissen um die zahlreichen Belastungsmomente, die mit der Sorge und Pflege verbunden sind. Die vielfältigen Aufgaben, die mit der Begleitung und Versorgung von Menschen mit Demenz einhergehen, gelingen am besten gemeinsam. Die gesellschaftliche Bedeutung und Tragweite einer sorgenden Gesellschaft und geteilter Verantwortungsstrukturen, haben wir im Siebten Altenbericht der Bundesregierung, der sich diesem Thema intensiv widmet, deutlich herausgestellt (Bundesministerium für Familie, 2016a). Ihre Relevanz für den gelebten Alltag mit Demenz spiegelt sich auch in den Einstellungen und Erwartungen der Bevölkerung wieder:

Die Allensbachstudie zeichnet ein Bild wahrgenommener und gewünschter Aufgabenverteilung bei der Pflege und Begleitung durch eine Mischung aus professionellen Gesundheitsdienstleistungen und informeller Unterstützung (Welfare-Mix). Neben (notwendigen) professionellen Hilfen, sind es vor allem An- und Zugehörige, Freunde, Bekannte und Freiwillige, die einen gewichtigen Beitrag zur Gestaltung eines guten Lebens mit Demenz leisten können. Das Bild, das die Befragten über ein Leben mit De-

Ist ein gutes Leben mit Demenz möglich?

Aussagen zur Demenz, bei denen sich Angehörige, die ein gutes Leben mit Demenz für möglich halten, am stärksten von anderen unterscheiden

	insgesamt %	Angehörige von Menschen mit Demenz	
		es halten ein gutes Leben mit Demenz für möglich %	andere Angehörige %
Menschen mit Demenz können Liebe, Trauer und Dankbarkeit ebenso wie andere erleben	61	77	48
Es gibt/gab viele schöne und lustige Momente mit der betreffenden Person	52	66	41
Wichtig wäre mir: Humorvoller Umgang mit Demenz	51	62	42
Die betreffende Person kann/konnte ihre Gefühle und Wünsche meist deutlich zeigen	48	61	37
Ich bin gut über das Thema Demenz informiert	45	63	30
Die betreffende Person kann/konnte am öffentlichen Leben teilnehmen	37	49	27
Menschen mit Demenz besitzen oft Humor, lachen gern	32	49	17

Basis: Bundesrepublik Deutschland, Angehörige von Menschen mit Demenz
Quelle: Allensbacher Archiv, IfD-Umfrage 11072, Juni 2017 © IfD-Allensbach

menz zeichnen, ist geprägt von dem Bemühen, den Betroffenen mit Respekt und Würde zu begegnen. Die aktuelle Versorgungssituation wird von gut der Hälfte der Befragten als akzeptabel angegeben. Die Aussagen bekräftigen die Forderung nach einer besseren finanziellen und professionellen Unterstützung. Auch die Bedeutung osteuropäischer Pflegekräfte in der Versorgung von Menschen mit Demenz wird deutlich herausgestellt.

Die Leistungsfähigkeit der An- und Zugehörigen, die sich in den Befragungsergebnissen widerspiegelt, ist erstaunlich:

Auch wenn ein Drittel betont, man habe sich an den Grenzen seiner Kraft befunden und das Privatleben sei stark beeinträchtigt worden, gilt dies für die Mehrheit der Befragten so nicht. Allerdings nimmt die Besorgnis zu, selbst einmal an Demenz zu erkranken.

Nicht zuletzt erfüllen auch ehrenamtlich Tätige eine wichtige unterstützende Funktion, gerade in häuslichen Pflege-Settings. Fast 30 % der Befragten gaben dies an. Ernüchternd ist hingegen, dass sich gerade einmal 0,2 % der Bevölkerung für auf Pflege und Betreuung Angewiesene freiwillig engagieren.

Orte guten Lebens

Welcher Ort für ein gutes Leben mit Demenz geeignet ist, darüber wird viel debattiert. Der DAK-Pflegereport 2017 dokumentierte in beeindruckender Weise die Ratlosigkeit vieler Menschen bei der Beantwortung dieser Frage. Die Ergebnisse weisen darauf hin, dass der eigene Haushalt demenzerkrankter Personen nicht in jedem Fall die besten Lebens- und Versorgungsbedingungen bietet.

Zwar werden Pflegeheime immer noch deutlich schlechter bewertet als häusliche oder anderweitige Versorgungsformen. Dennoch sind nur 28 % der Befragten der Meinung, dass der eigene Haushalt der beste Ort für Menschen mit Demenz ist. Vergleicht man diese Aussagen etwa mit dem gewünschten Sterbeort, zeichnet sich ein deutlicheres Bild: Das eigene Zuhause wird sehr viel häufiger als präferierter Sterbeort identifiziert. Es sind auch nicht die Haushalte von Angehörigen und Kindern, die als favorisierte Orte angesehen werden. Eher sind es neue Wohnformen wie ambulant betreute Wohngemeinschaften, die als Alternative zum eigenen Haushalt die höchste Zustimmung erfahren. Dabei sind sie kaum verfügbar, bis auf wenige Regionen (Klie, Bruker, & Wernicke, 2017a). Sie stehen aber für andere, neue Wohn- und Versorgungskonzepte. Ähnlich wie Hospize bieten Pflegewohngruppen mit einem deutlichen Ortsbezug Zuversicht stiftende für eine Wohn- und Versorgungssituation für ein Leben mit Demenz.

Gut versorgt. Aber wie?

Im deutschsprachigen Raum haben sich in den vergangenen Jahren eine Vielzahl neuer Wohn- und Versorgungsformen, insbesondere für Menschen mit Demenz, etabliert. Eine exakte, detaillierte Übersicht zu erhalten ist aufgrund der oft ungenauen (rechtlichen) Definition nur schwer möglich (Jann, 2015). Dabei sind es fast immer spezifische individuelle Aspekte, die für die Wahl einer angemessenen Wohn- und Versorgungslösung ausschlaggebend sind.

Besonderer Beliebtheit erfreuen sich derzeit alternative Wohn- und Betreuungsformen wie beispielsweise ambulant betreute Wohngemeinschaften. Sie werden in der Bevölkerung offenbar am ehesten als Versorgungsform akzeptiert. Mit ihnen werden Hoffnungen verbunden. Sie sind in ihrer Struktur zudem Ausdruck geteilter Verantwortung und selbstverantworteter Lebensgestaltung. Auch wenn sie voraussetzungsvoll sind – sie entsprechen eben nicht klassischen Investorenkonzepten mit garantierten Renditen –, leisten sie einen gewichtigen Beitrag zur Weiterentwicklung personenzentrierter, innovativer Wohn- und Versorgungsformen, und schaffen Möglichkeiten, eigene Wünsche kranker und pflegebedürftiger Menschen selbstbestimmt umzusetzen. Zudem können sich die dort gesammelten Erfahrungen positiv auf bestehende Angebote auswirken und zu Verbesserungen führen.

Gut beraten?

Mit den Reformen in den letzten Jahren ist die Pflegeversicherung ein gutes Stück weitergebracht worden: Es gibt einen neuen Pflegebedürftigkeitsbegriff, der auch und gerade Menschen mit Demenz in den Blick nimmt. Zudem wurden Leistungen flexibilisiert. Die Qualität der Beratung durch die Pflegekassen kann deutschlandweit allerdings als »heterogen« beschrieben werden. Häusliche Pflegearrangements bilden noch immer die häufigste Versorgungsform – mit all ihren Chancen und Risiken. Politische Akteure sind aufgefordert, regional und lokal für adäquate Angebote mit passgenauen Beratungs- und Versorgungsleistungen Sorge zu tragen.

Die Inhalte des neuen Pflegebedürftigkeitsbegriffs müssen sich noch durchsetzen. Zwar sind sie in den relevanten Institutionen bekannt; jedoch noch längst nicht überall selbstverständlicher Bestandteil alltäglichen (professionellen) Agierens. Das Leistungsgeschehen professioneller Akteure (bspw. Krankenhäuser, Pflegeheime oder Pflegedienste) ist weiterhin stark verrichtungsorientiert. In der Verankerung neuer Wissensinhalte und Haltungen ist eine weitere Aufgabe gesundheitspolitischer und fachlicher Arbeit zu sehen.

Erfreulich ist, dass innerhalb der deutschen Bevölkerung überwiegend ein differenziertes Bild demenzieller Erkrankungen verankert ist. Befragte Personen benennen Ressourcen und positive Eigenschaften von Menschen mit Demenz sowie eines Lebens mit der Krankheit. Und dies in Anerkennung aller damit verbundenen Schwierigkeiten – also keineswegs »naiv«.

Hilfe mit System

Die Gestaltung eines Lebens unter erschwerten Bedingungen verlangt nach systematischer und professioneller Unterstützung. Dabei wird der Pflegeversicherung eine tragende Rolle zugeschrieben. In der 19. Legislaturperiode erfuhr diese durch Pflegereformen und die konzertierte Aktion Pflege (KAP) eine differenziertere Betrachtung. Dennoch ist die Wahrnehmung der Pflegeversicherung in der Bevölkerung von gemischten Gefühlen geprägt. Die Pflegeversicherung wird gewürdigt und geschätzt; jedoch werden die durch sie vorgehaltenen Leistungen für nicht ausreichend erachtet. Fast 75 % der Befragten, darunter 86 % der Angehörigen von Menschen mit Demenz, wünschen sich eine stärkere Unterstützung. Namentlich gilt dieser Wunsch für Formen professioneller Begleitung – egal ob zu Hause oder in Einrichtungen. Tatsächlich werden Beratungs- und Sachleistungen in Deutschland nur zurückhaltend angenommen. So nehmen nur etwa 30 % der häuslich versorgten Pflegebedürftigen Leistungen professioneller Pflegedienste im Rahmen des SGB XI in Anspruch.

(Be-)Grenzen der Sorge

Trotz Optimismus sorgen sich Menschen nachvollziehbar um die Sicherheit und gute Versorgung Demenzbetroffener. In diese Sorge mischt sich dabei auch die Bereitschaft, Menschen, falls es nötig erscheint, in ihrer Freiheit einzuschränken.

Das sich hierin offenbarende Spannungsfeld zwischen (begrenzender) Fürsorge und Freiheit prägt seit vielen Jahren fachliche und öffentliche Debatten um gute sowie tragfähige Versorgungskonzepte. Der advokatorische Leitsatz »Freiheit durch Fürsorge« sollte hier zum Tragen kommen. Menschen mit Demenz erlangen ihren größtmöglichen Spielraum an Lebensgestaltung, indem sie durch empathisch mit ihnen verbundenen Menschen gut begleitet werden.

Einfach unvorstellbar?

Selbstverständlich: Ein Leben mit Demenz ist für viele gesunde Menschen kaum vorstellbar. Es stellt viel von dem infrage, was uns als Menschen heute wichtig erscheint. Die Ergebnisse des DAK-Pflegereports zeichnen jedoch ein facettenreicheres Bild. Bemerkenswert ist, dass die Gestaltung eines Lebens mit Demenz weithin als (gemeinschaftliche) Aufgabe verstanden wird. Negative Vorstellungen von Alter(n) und Demenz haben, trotz ihrer wiederkehrenden medialen Präsenz, nicht das erwartete Gewicht.

Der Demenz-Experte Christian Müller-Hergl bezeichnet die in den Medien häufig vertretenen defizitären Bilder als antizipatorische, also vorweggenommene Entwertungsmechanismen des zukünftigen dementen Selbst. Menschen, die ein Leben durch rationale Entscheidungen gestalten, können sich oft nicht vorstellen, wie sich der stetige Verlust kognitiver Ressourcen auf ihr Dasein auswirkt. Sie haben Angst. Diese Furcht vor Demenz ist in der Bevölkerung verbreitet (Corner & Bond, 2004); (Volicer, 2016). Der oft fatalistische und aggressive mediale Umgang mit dem Thema

Demenz schürt diese Befürchtungen zusätzlich. Daher dürfen sich die großen Medienhäuser angesprochen und eingeladen fühlen, einen konstruktiven und differenzierteren Dialog zum Thema anzubieten. Sie können dabei helfen, Demenz als Lebensform kulturell zu verankern und Betroffenen mit Würde, Akzeptanz und Wertschätzung zu begegnen.

Wie man der Demenz begegnen würde

Dieses Zitat entspricht am ehesten meiner Auffassung über Demenz:

- **Das Positive sehen** — "Wenn Ilse glücklich Ball spielt mit 86 und juchzt – ist das nicht lebenswert?" (*Margot Käßmann*) — **25 %**
- **Die Demenz als letzte, natürliche Lebensphase sehen** — "Ich beginne nun die Reise, die mich zum Sonnenuntergang meines Lebens führt." (*Ronald Reagan*) — **19**
- **Die Unabwendbarkeit ins Auge fassen** — "Kein Mensch kann dir helfen, diese Krankheit kriegst du nicht in den Griff." (*Rudi Assauer*) — **16**
- **Der Demenz mit Humor begegnen** — "Ich habe schon so viel wirres Zeug in meinem Leben geredet, da kommt es dann auch nicht mehr drauf an." (*Thomas Gottschalk*) — **15**
- **Sich auflehnen** — "Ich habe mehrfach erklärt, dass ein solcher Zustand nicht meinem Bild von mir selbst entspricht. Aus diesem Grund werde ich meinem Leben jetzt selbst ein Ende setzen." (*Udo Reiter*) — **6**

An 100 fehlende Prozent: Keins davon oder Unentschieden
Basis: Bundesrepublik Deutschland, Bevölkerung ab 16 Jahren
Quelle: Allensbacher Archiv, IfD-Umfrage 11072, Juni 2017   © IfD-Allensbach

Wirres Leben, gutes Leben?

Wir nutzten in der Allensbachstudie des Pflegereports Zitate, um Einstellungen der Bevölkerung zu ermitteln. Den Befragten wurden Zitate prominenter Persönlichkeiten zum Thema Demenz vorgelegt, ohne jedoch die Urheber zu nennen. Anhand der individuellen Auswahl eines oder mehrerer dieser Zitate sollte den Beteiligten ermöglicht werden, ihre Einstellungen, Erfahrungen und Vorstellungen von Demenz pointiert zu benennen.

»Wenn Ilse glücklich Ball spielt mit 86 und juchzt – ist das nicht lebenswert?!«
25 % der Bevölkerung entschieden sich für diese Beschreibung der evangelischen Theologin Margot Käsmann. Sie lenkt den Blick auf die schönen und lebenswerten Momente.
»Ich beginne nun die Reise, die mich zum Sonnenuntergang meines Lebens führt.«
Ganze 19 % der Bevölkerung würden sich diesem Zitat des ehemaligen US-Präsidenten Ronald Reagan anschließen, der seine Erkrankung als letzte, natürliche Lebensphase betrachtete.
»Kein Mensch kann dir helfen, diese Krankheit kriegst du nicht in den Griff.«
Dieser eher fatalistischen Äußerung des ehemaligen, an Demenz erkrankten Fußballmanagers Rudi Assauer schlossen sich 16 % der Befragten an. Sie betont die Unabwendbarkeit der Krankheit und das Gefühl des Ausgeliefertseins.
»Ich habe schon so viel wirres Zeug in meinem Leben geredet, da kommt es dann auch nicht mehr darauf an.«
15 % entschieden sich, dem humoristischen Zugang des TV-Moderators Thomas Gottschalk zu folgen. Dass Humor eine wichtige Ressource im Umgang mit Demenz sein kann, bestätigen auch andere Ergebnisse.
»Ich habe mehrfach erklärt, dass ein solcher Zustand nicht meinem Bild von mir selbst entspricht. Aus diesem Grund werde ich meinem Leben nun selbst ein Ende setzen.«
Lediglich 6 % würden sich diesem aus einer Betonung von Selbstbestimmung und Hoffnungslosigkeit getragenen Zitat des langjährigen MDR-Intendanten Udo Reiter anschließen. Udo Reiter entschloss sich wenig später zur Umsetzung dieser Ankündigung.
Nicht nur die Bevölkerungsbefragung bringt interessante empirische Erkenntnisse. Auch die Auswertung der GKV (Gesetzliche Krankenversicherung)-Routinedaten ist ausgespro-

chen aufschlussreich. Zu diesen Daten gehören standardisierte Informationen, die zu Abrechnungszwecken mit den jeweiligen Leistungserbringern genutzt werden. Anhand der Analyse dieser Daten können neben der Verteilung und Häufigkeit bestimmter Krankheiten auch die sie betreffenden Versorgungsformen sowie die damit verknüpften Kosten dargestellt werden.

Die Firma OptiMedis hat Fragen der Häufigkeit (Prävalenz), der regionalen Verteilung und des Versorgungsgeschehens in Relation zur ersten Demenzdiagnose näher untersucht. Bekannt ist, dass Demenz zu den therapeutisch besonders aufwändigen und kostenintensiven Erkrankungsformen in Deutschland gehört. Überraschend ist hingegen die regional sehr unterschiedliche Verteilung entsprechender Diagnosen. Negativ fällt auf, dass eine Erstdiagnose oft nicht adäquat, also entlang etablierter diagnostischer Leitkriterien, erfolgt. 63,7 % wurden mit einer sogenannten nicht näher bezeichneten Demenz diagnostiziert.

Auch die Zuordnung individueller Gesundheitsleistungen für Versicherte ist durch die Auswertung der Routinedaten möglich. Menschen mit Demenz sind häufig von mehreren Begleiterkrankungen betroffen (Multimorbidität). Dies zeigt auch der Pflegereport 2017. Mit einer Demenz-Diagnose steigt die Verordnung von Psychopharmaka massiv an. Zudem erhöht sich die Anzahl von Mehrfachverordnungen weiterer pharmazeutischer Präparate (Polypharmazie). Betrachtet man die bisherigen Wissensstände zur adäquaten medikamentösen Behandlung von Menschen mit Demenz, so wird der Handlungsbedarf mehr als deutlich (Glaeske, 2011); (Society, 2015); (Eckardt & al., 2014).

Bei der Betrachtung der diagnoseassoziierten Kosten steht für Menschen mit Demenz die Gewährung von Pflegeleistungen (ca. 41 %) im Vordergrund. Leistungen der häuslichen Krankenpflege sowie der ambulanten Versorgung sind demgegenüber eher unterrepräsentiert.

Die Kosten für Krankenhausbehandlungen für Demenzer-

Anteile an den Gesamtkosten der gesetzlichen Krankenkassen nach Demenzdiagnose

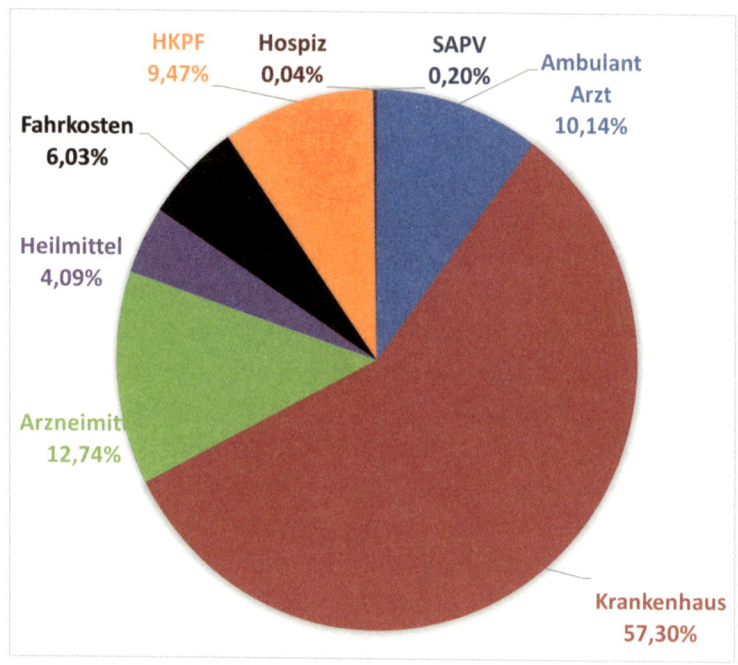

Legende:
HKPF = Häusliche Krankenpflege
SAPV = Spezialisierte Ambulante Palliativversorgung

krankte fallen besonders ins Gewicht. Betroffene sind häufiger als andere Erkrankte mit Krankenhauseinweisungen konfrontiert. 75 % der Betroffenen erfahren im Folgejahr der Erstdiagnose eine Einweisung. Aufgrund der im Krankheitsverlauf zunehmenden Wahrscheinlichkeit von Pflegebedürftigkeit und Abhängigkeit geben diese Zahlen auch Anlass, die Stabilität häuslicher sowie (teil-)stationärer Versorgungsleistungen zu einem vordringlichen Thema zu machen.

Neben den gesundheitsökonomischen Effekten sind es vor allem die mit einem Krankenhausaufenthalt verbundenen hohen individuellen Belastungen für demenzkranke Personen: ungewohnte Umgebung, Mangel an Bezugspersonen sowie eine oft nur unzureichend angepasste Infrastruktur in den Einrichtungen. Die von *OptiMedis* aufbereiteten Daten geben Anlass, bestehende Versorgungskonzepte kritisch zu reflektieren. Durch die Etablierung ärztlicher Leitlinien konnte in den vergangenen Jahren bereits viel zur Verbesserung der Versorgungssituation von Menschen mit Demenz im Krankenhaus beigetragen werden. Jedoch fehlt es derzeit noch immer an einer flächendeckenden Umsetzung dieser.

In vivo: ein Blick ins echte Leben

Die Empirie darf in unserer Vorstellung nicht an den Betroffenen vorbei gehen. Einblicke in ihre Lebenswirklichkeit, ermittelt durch Interviews, sind häufig mindestens so aufschlussreich wie repräsentative Befragungen. Aus den intensiven Befragungen von acht Haushalten wurden ebenfalls wichtige Erkenntnisse gezogen:

Im Gegensatz zu den Ergebnissen der Bevölkerungsumfrage sind die Interviews von deutlichen Belastungserfahrungen geprägt. Es wird von sozialer Isolation, Gefühlen des Ausgeliefertseins, Beschämung und Resignation berichtet. Die Befragten berichten über die Transformation vertrauter und tradierter Beziehungsgefüge ebenso wie über das Gefühl, die gesamte Pflege- und Sorgearbeit allein bewältigen zu müssen. Einige Interviewte interpretierten die durch sie geleistete Pflege sogar als individuelles, unverrückbares Schicksal. Vielfach führten die benannten Aspekte zu der Äußerung, »wie in einem Gefängnis« zu leben, nicht zuletzt, da sich soziale Kontakte durch die Pflegesituation zunehmend verminderten.

Die geschilderte Problemsicht schlägt sich zudem auch auf die Beurteilung stationärer Pflege- und Betreuungsangebote nieder. Einige der Interviews sind von teilweise dramatischen Erfahrungen und Sichtweisen geprägt. Anhand dieser Beobachtungen lässt sich die in den vorausgegangenen Abschnitten beschriebene hohe

Bedeutung professioneller und informeller Unterstützung sowie der geteilten Verantwortung nochmals hervorheben.

Allem Pessimismus entgegen lassen sich auch Faktoren gelingender Gestaltung von Pflege- und Sorgeaufgaben erkennen. Solche Versorgungsarrangements zeichnen sich durch die Verteilung der Aufgaben zwischen professionell und informell Unterstützenden aus. Auf diese Weise können häusliche Pflegesettings an Stabilität und Betroffene an Lebensqualität gewinnen.

Hinsichtlich einer zukünftig besseren Unterstützung pflegender Angehöriger sind daher der Ausbau sowie die Anpassung der Leistungen dringend angezeigt. Aus den Interviews wird deutlich, dass beispielsweise zugehende Angebote des Case-Managements (§ 7a SGB XI) den Befragten weitgehend unbekannt sind. Auch die Beratung der Pflegekassen, so wird berichtet, beschränkt sich zumeist auf rechtliche Angelegenheiten wie etwa die Pflegehilfsmittelgewährung. Zudem fehlt es regional und lokal an einer effizient unterstützenden Infrastruktur, die die Pflege- und Sorgeaufgaben erleichtern und gestalten hilft. Ein gutes Leben mit Demenz kennt Voraussetzungen, die auch im erweiterten sozialen Umfeld Betroffener zu suchen sind. Hier ist das Stichwort der »demenzfreundlichen Kommune« zu nennen. Solche Städte und Gemeinden zeichnen sich durch spezielle, an den Bedarfen von Demenzbetroffenen ausgerichteten Angeboten und Infrastrukturen aus. Sie sind zudem Ausdruck bewusst wahrgenommener Mitverantwortung in einer sorgenden Gemeinschaft. Bezüglich der konkreten Hilfe vor Ort deuten die Erfahrungsberichte darauf, dass Pflegedienste häufig als verrichtungsorientiert und wenig kreativ in der individuellen Gestaltung der jeweiligen Lebens- und Versorgungssituation wahrgenommen werden.

Jede Pflege- muss auch als Lebenssituation verstanden werden. Sie ist mit spezifischen Gestaltungsherausforderung verbunden. Die Mischung von Expertise, Akzeptanz und Anteilnahme sowie die Verteilung anfallender Aufgaben auf mehrere Schultern sind Bedingungen guten Lebens für und mit Menschen mit Demenz.

Es gibt noch eine ganze Reihe von weiteren wichtigen Befunden zur Lebenssituation von Menschen mit Demenz. Wichtig scheint mir, dass man in der empirischen Forschung ähnlich wie in der Demenztherapie einen ganzheitlichen Blick auf die Lebenssituation von Menschen mit Demenz lenkt und unterschiedliche Perspektiven einnimmt. Gutes Leben mit Demenz verlangt zunächst eine Kultur und gesellschaftliche Akzeptanz dem Phänomen der Demenz und Menschen mit Demenz gegenüber. Die Bevölkerungsbefragung macht deutlich: Ein Großteil der Bevölkerung bringt genau diese Voraussetzung kultureller Art mit. Sie müssen sich allerdings auch vor Ort als prägende Einflussgrößen im Sinne von Caring Communities, von sorgenden Gemeinden, zeigen und etablieren – und gefördert werden. Die dauerhafte Überforderung von pflegenden Angehörigen, die Versagung von Hilfen, die eine geteilte Verantwortung möglich machen, sie fördern keine Kultur der Sorge vor Ort. Auch die Delegation an qualitätsgesicherte Heime mit Aufsicht und Kontrolle, unter Coronavorzeichen zum Teil als Hochsicherheitstrakte ausgestaltet, auch sie fördern nicht die Bereitschaft zur Mitgestaltung und Mitverantwortung in der Bevölkerung, auf die es aber für die Sicherung sozialer Teilhabe ankommt.

Die Akzeptanz von Heimen ist durch die Coronapandemie nochmal gesunken. Trotz vieler Bemühungen verantwortungsvoller Pflegeheime stehen Heime aus der Sicht der Bevölkerung nicht für das Versprechen von Bedingungen guten Lebens für Menschen mit Demenz. Es ist viel Innovationspotential und ein entsprechendes Klima gefragt, um die stärker präferierten neuen Wohnformen für Menschen mit Demenz auch in der Fläche im Sinne der geteilten Verantwortung zu etablieren. Das gelingt aber nur im Zusammenwirken von Staat, von Zivilgesellschaft, von Wohlfahrtsverbänden sowie An- und Zugehörigen.

Von gleichwertigen Lebensbedingungen kann auch für Menschen mit Demenz in Deutschland in keiner Weise die Rede sein. Das machen die Analysen der GKV-Routinedaten in einer erschreckenden Weise sichtbar. Die Kommunen sind gefragt, ihren Beitrag zu den Bedingungen guten Lebens im Sinne von Daseinsvorsorge für Menschen mit Demenz zu leisten. Die Pflegeversicherung und der Markt allein gewährleisten dies nicht. Das ist eine der sehr klaren Erkenntnisse aus den empirischen Studien, die ich skizziert habe. Auch die Daten über die Medikamentengabe für Menschen mit Demenz ist in zweierlei Richtung erschreckend: Antidementiva werden mit großen regionalen Unterschieden längst nicht allen Patienten und Patientinnen, bei denen sie indiziert werden, gegeben. Neuroleptika, Psychopharmaka, wie sie auch genannt werden, werden in einer Weise verordnet, die nicht als lege artis gelten kann und Hinweise auf Menschenrechtsverletzungen in der Fläche geben.

Sich zu konfrontieren mit dem Alltag, der Lebenswelt von Menschen mit Demenz, bleibt unverzichtbar. Nur so kann die subjektive Sichtweise von pflegenden Angehörigen überhaupt an Bedeutung gewinnen. Immerhin geht es im Zentrum um die Person, um ihre Lebenswelt, um ihre sozialen Bezüge. Ich musste selbst nach den Interviews lange Pausen einlegen, da sie mich zum Teil in einer Weise berührt haben, die für einen Wissenschaftler vielleicht etwas untypisch ist.[5]

---

5 Zum weiteren Nachlesen, vgl. DAK-Pflegereport 2017: Klie 2017a.

Leben mit Demenz – acht Geschichten von Betroffenen

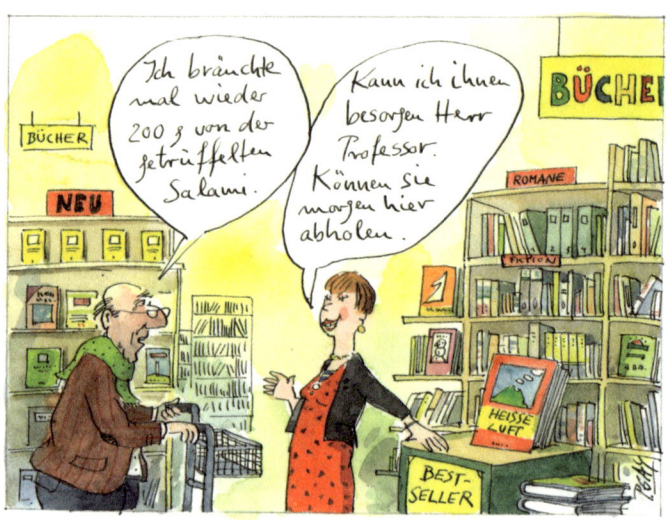

aus: DEMENSCH Kalender, Gaymann/Klie

Leben mit Demenz, Leben mit einem an Demenz erkrankten Menschen: Wie geht das? Was heißt das im Alltag, für die eigene Lebensgestaltung, für Perspektiven? Welche Herausforderungen stellen sich, um Menschen mit Demenz gerecht zu werden? Welche für die An- und Zugehörigen in ihrer alltäglichen Sorgearbeit? Welche Hilfen stehen zur Verfügung, wie verarbeiten An- und Zugehörige die Belastungssituation? Wie reagieren Nachbarn? Wie gelingt das eigene und das Leben der Menschen mit Demenz?

In acht Geschichten, in qualitativen Interviews, die im Rahmen des Pflegereportes 2017 der DAK-Gesundheit mit An- und Zugehörigen geführt wurden, werden Einblicke in sehr unterschiedliche Lebenssituationen gewährt. Dabei lassen sich sowohl unbeschwerte Momente guten Lebens erkennen, als auch die dunklen Seiten der Demenz.[6]

---

6 Der Text basiert auf der Interviewstudie von (Klie, Bruker, & Wernicke, DAK-Pflegereport 2017. Gutes Leben mit Demenz: Daten, Erfahrungen und Praxis, 2017a).

»Es darf nicht auf einem Paar Schultern landen, sondern muss verteilt sein ...«

Herr Martens hatte Zeit seines Lebens im Hotelfach gearbeitet. Noch bis zum Alter von 82 Jahren war er im eigenen Hotel beschäftigt. Die Demenz hat dann sehr plötzlich sein Leben verändert. Im Anschluss an eine Operation konnte er ganz unvermittelt nicht mehr laufen. Seine Tochter, Frau Lang, erzählt, dass der 84-jährige Mann »... auf einmal vergessen hat, wie das Laufen funktioniert. Und er war dann ständig in einer ganz anderen Zeit orientiert.« Er lebte seit diesem Moment fast ausschließlich 20 Jahre früher. »Das war einfach seine Welt, und nach diesem Krankenhausaufenthalt war er dann eigentlich zeitlich nur noch dort«, schildert seine Tochter. Er zog sich zurück, wollte wenig Kontakt zu seinen Mitmenschen. Herr Martens starb schließlich mit 86 Jahren.

Um die Pflege und Sorge für ihren Vater übernehmen zu können, zog Frau Lang in das Haus ihrer Eltern ein. Zusammen mit ihrer Mutter übernahm sie seine Begleitung – sie kümmerte sich um die Körperpflege, versorgte den alten Mann, wenn er gestürzt war, und assistierte beim Laufen. Um das Kochen und den Haushalt hat sich vornehmlich ihre Mutter gekümmert. Zudem haben die Enkel mitgeholfen. Die Enkelin ist Ergotherapeutin und hat sich darum gekümmert, Herrn Martens' Mobilität zu erhalten. Der Enkel ist mit Herrn Martens spazieren gegangen und hat mit ihm gelesen. Mindestens einer von beiden war täglich bei dem alten Herrn zu Besuch. Frau Lang sagt dazu: »Jeder kann eben immer nur ein bisschen machen, weil wir alle arbeiten. Aber vorbeigeschaut haben mindestens zwei von vieren, ja, der Tag ist ja lang.«

Außerdem kam immer wieder ein Freund von Herrn Martens vorbei. »Also, einen ganz lieben Freund hat mein Vater da gehabt, und der ist bis zum Schluss wirklich regelmäßig auch gekommen.

Ein- bis zweimal die Woche hat er ihn besucht, was ihn jetzt nicht irgendwie unterstützt hat, aber er hat ihn wirklich einfach als Freund besucht, und das war auch immer Gold wert. Sie konnten dann eben auch grad von früher gut reden, und das war dann auf jeden Fall eine Zeit, in der sich mein Vater immer sehr wohl gefühlt hat.« Beide Herren hatten vor 20 Jahren intensiv zusammengearbeitet. Frau Lang erzählt: »Und wenn mein Vater dann in seiner anderen Zeit war, konnte er sich einfach sehr gut rein versetzen, weil er die Zeit ja mit ihm zusammen erlebt hatte. [...] Also, er war dann auch absolut einfach entspannt. Also, WIR haben es nicht immer geschafft, in seine Zeit miteinzutauchen, weil wir einfach oft auch die Informationen nicht hatten, sodass wir da nicht immer so mitgehen konnten. In den Momenten, wo dieser Freund da war. Sie konnten dann einfach in diese alte Zeit eintauchen, und dann war er total entspannt. Das war immer wirklich sehr positiv. Es war nie lange, weil es auch anstrengend für ihn war, also, die Zeitspanne von der Aufmerksamkeit war nicht so groß, aber es war auf jeden Fall immer sehr wertvoll.«

Auch andere Bekannte kamen zu Besuch. Unterstützung durch einen Pflegedienst erhielten sie erst ganz am Schluss, als Frau Martens sich einer Operation hat unterziehen müssen. Die Pflegekräfte von der Sozialstation schauten auch nach ihm. Frau Martens' Vater erhielt zudem Krankengymnastik. Ihre Kasse hatte die notwendigen Hilfsmittel zur Verfügung gestellt. Weitere Beratungs- oder Entlastungsangebote hatte die Familie nicht in Anspruch genommen. Frau Lang schildert dazu: »Wie gesagt, wir sind einfach familiär eh sehr eng vernetzt, und dadurch, dass es dann einfach über mehrere Schultern ging und meine Kinder immer schon sehr gerne bei ihren Großeltern waren, mal in der einen, und dann eben jetzt jahrelang in der anderen Rolle, hat es eigentlich ganz gut gepasst.«

Als besonders eindrücklich hat Frau Lang die Begutachtung durch den medizinischen Dienst der Krankenkassen erlebt. Sie berichtet: »Mein Vater war dann diese halbe, dreiviertel Stunde, wo diese Frau da war, auf einmal auf den Punkt sowas von fit. Er konnte alles machen. Und davor und danach ging nichts. Aber diese Dreiviertelstunde war er komplett fit. Und hat wirklich sich sowas von mobilisiert. Wir waren total überrascht. […] Also, das Laufen ging zwar nicht, aber er konnte dann Sachen auf einmal antworten, also richtig klar, was er sonst die ganze Zeit nicht gemacht hat. Oder er konnte die Uhrzeit genau erkennen oder sagen, was er sonst die ganze Zeit überhaupt nicht gemacht hatte. Das war eine Situation, wo wir ganz baff waren, weil wir uns das nicht erklären konnten, wie das auf einmal so anders war.« Im Anschluss an das Gespräch sei ihr Vater sehr stolz gewesen. »Gell, ich hab' ganz viel hingekriegt«, habe er damals selbstsicher verkündet.

Frau Lang ist überzeugt, dass es eine wichtige und richtige Entscheidung war, ihren Vater zu Hause zu begleiten. Sie betont, dass sie als Familie die Situation gemeistert hatten. »Es darf nicht auf einem Paar Schultern landen, sondern muss verteilt sein, denke ich, dann kann man da schon ganz viel hinkriegen. Also, für uns war es sicherlich das Richtige, dass mein Vater hier war, und wir mit ihm zusammen diese Zeit hatten. Also, ich denke, das ist schon was, das auf jeden Fall gut ist.« Vor diesem Hintergrund ist sie der Ansicht, dass der Lebensabschnitt mit Demenz für ihn auch ein guter Teil des Lebens war. Sie erzählt: »Wenn es uns gelungen ist, mit ihm in diese Zeit einzutauchen, oder eben, wenn andere Personen da waren, die mit ihm da anknüpfen konnten, dann war das auf jeden Fall eine gute Sache. Da, wo die Realität – wenn er da nicht hinkam, da war's dann schwierig.« Andererseits habe ihr Vater auch mit seinem Leben sehr gehadert. Seine Tochter gibt zu bedenken: »Für ihn war es nachher das Richtige, weil er auch, er persönlich, wollte auch – wir wussten auch, dass er nicht mehr wollte.« Auf die Frage, ob der Wunsch zu sterben vielleicht etwas mit der Demenz zu tun gehabt hatte, entgegnet Frau Lang: »Doch, ich denke schon, weil er gemerkt hat, dass er eben nicht mehr so sein Leben gestalten konnte, wie er das eigentlich bisher immer gemacht hatte. Er war bis 83 im Betrieb und war da immer ein wichtiges Rädle. Also, es war für ihn einfach unvorstellbar, nicht arbeiten zu können, und als er das nicht mehr konnte, das war für ihn der Anfang vom Ende.«

»Ich wollte das allein schaffen.«

Früher hatten Herr und Frau Kühne einen großen Freundeskreis. Ihr Mann stammte aus Ostpreußen, weiß Frau Kühne zu erzählen, und »… die Ostpreußen sind ja so ein lustiges Völkchen, ne, und so war er auch. Das war immer eine sehr lustige Gesellschaft, und mein Mann war da auch so ein bisschen Hahn im Korb.« Anfang 2009 hat es dann angefangen, dass ihr Mann Einladungen aus dem großen Bekanntenkreis nicht mehr wahrnehmen wollte. Er hatte mitbekommen, dass er sich nicht mehr so unterhalten konnte wie früher. Zu jener Zeit fing ihr Mann auch an, sich mit dem Auto zu verfahren. Manchmal saß er sprachlos vor den Kontoauszügen, die für ihn plötzlich keinen Sinn mehr ergaben. Er zog sich immer mehr zurück, und auch die Freunde und Bekannten fingen an, den Kontakt mit Herrn Kühne zu meiden. Sechs Jahre begleitete Frau Kühne ihren Mann. Dann verstarb er und ließ seine 12 Jahre jüngere Ehefrau zurück.

Herr und Frau Kühne lebten in einer Seniorenanlage. Über viele Jahre übernahm Frau Kühne die Sorge für ihren Mann allein. Sie erzählt: »Fremde Hilfe, das wollte ich eigentlich nicht. Ich wollte das nicht. Ich wollte das allein schaffen.« Dieses Anliegen verstärkte sich, da sie früher selbst als Krankenschwester gearbeitet hatte und sich daher die Pflege und Begleitung zutraute. »Da hab' ich gedacht, ich schaff das allein. Das war vielleicht auch nicht richtig von mir, ich weiß es ja nicht. Hab' mir es natürlich nicht so schlimm vorgestellt.« Zugleich ist sie in Zweifel, ob ihr überhaupt jemand hätte helfen können, z. B. die örtliche ambulante Pflege.

»Die von der Diakonie, was hätten sie denn gemacht? Mein Mann ist ja noch rumgelaufen.«

Die Kinder kamen ab und an zu Besuch, waren jedoch für die Bewältigung des Alltags keine Hilfe. Von Freunden, Nachbarn oder Ehrenamtlichen erfuhr sie keine Unterstützung. Einmal hat Frau Kühne professionelle Hilfe angenommen, als sie mit ihren Kindern bei einem Konzert war. Beratung hatten sie keine bekommen, auch nicht beim Pflegestützpunkt, der Pflegekasse oder anderen Anlaufstellen.

Zweimal im Jahr sei eine Dame gekommen, um die Pflege zu beurteilen. Schon sehr früh bekam ihr Mann die Pflegestufe 2, und sie erhielten die ihnen zustehende Geldleistung. »Dann haben wir das Geld auch bekommen, aber das Geld, was bringt einem das Geld? Ich war ja mit meinem Mann allein. Eigentlich war ich mit meinem Mann EINGESPERRT, die ganze Zeit. Ich konnte ja nirgendswo hin. Also, es war schon eine ganz, ganz schlimme Zeit.«

Nach dem Frühstück habe ihr Mann immer gern ein Nickerchen gemacht. Diese Zeit nutzte sie für Erledigungen. Die restliche Zeit verbrachte das Paar zusammen. Sie liefen täglich eine Runde im Park, ansonsten hielten sie sich ausschließlich in der Wohnung auf. »Wir waren beide eingesperrt in der Wohnung«, resümiert Frau Kühne.

Nach mehreren Jahren der alleinigen Sorge war die Ehefrau am Rande ihrer Kräfte, sie fuhr in den Urlaub und brachte ihren Mann in der Kurzzeitpflege unter. »Das war dann auch gut. Weil, ich konnte einfach nicht mehr. Ich KONNTE EINFACH NICHT MEHR.« Nachdenklich fügt sie an: »Ich war ja nur unter Stress. Ich hab' mich selbst auch gar nicht mehr erkannt.«

Nach der Kurzzeitpflege wurde ihr nahegelegt, ihren Mann in einem Pflegeheim unterzubringen. Frau Kühne nahm das Angebot an. Ihr Mann lebte dort in einem allgemeinen Wohnbereich, nicht in einem Bereich, der speziell auf Menschen mit Demenz ausgerichtet war. Die Ehefrau beschwert sich sehr über die dortige Versorgung: »Ich weiß nicht, wie oft mein Mann in den Sachen geschlafen hat, die er am Tag anhatte […]. Und dann das mit dem Wund-sein, das war ganz traurig.« Sie ist täglich um die Mittagszeit dort hingegangen, um zu kontrollieren, ob ihr Mann isst. Auch half sie beim Duschen. Sie berichtet, dass ihr Mann dort aus Verwirrung öfter geweint habe und nach Hause wollte. Sie meint, dass es mehr und geschultes Personal brauche. »Also, da liegt GANZ, ganz viel im Argen, denk ich mal. Da liegt wirklich viel im Argen. Und darum wollte ich das auch allein machen. Ich wollte das meinem Mann einfach nicht zumuten.«

Nach zwei Monaten stürzte Herr Kühne und musste im Krankenhaus behandelt werden. Dieser Vorfall war für die Frau, die schon zuvor mit der Versorgung im Pflegeheim sehr unzufrieden war, der Auslöser, ihn nun wieder nach Hause zu holen. »Ich habe das einfach nicht gekonnt, den noch mal da hinzubringen. Das ging einfach nicht.« Sie weiß, dass sie ihn zum Sterben nach Hause holt. Dort verbringen sie die zwei letzten Wochen gemeinsam. Von dem Zeitpunkt an kam ein Pflegedienst zweimal am Tag, von dem Frau Kühne sich gut unterstützt fühlte.

Frau Kühne beschäftigen die Verluste, die mit der Demenz einhergingen; der Verlust von Ritualen, gemeinsamen Erinnerungen an vergangene Zeiten, Beziehungen. Sie erzählt, dass ihr Mann immer gerne Spargel gegessen habe und ihn auch immer selbst gekauft und geschält habe, da nur er das seiner Meinung nach richtig könne. Mit der Demenz habe sich das jedoch geändert. Frau Kühne erzählt: »Dann habe ich Spargel mit nach Hause gebracht und habe gesagt ›Schau mal!‹. ›Ja schön‹, hat er dann gesagt, oder gar nichts. Da habe ich mich in die Küche gestellt, habe den Spargel geschält, dann ist er an mir vorbeigelaufen, auf den Balkon, hat sich auf den Balkon gesetzt. Er hat überhaupt nicht reagiert auf seinen Spargel. ÜBERHAUPT NICHT, das muss man sich mal überlegen. Also, da hab ich auch gedacht, das KANN doch nicht

wahr sein. Ich hab' den Spargel geschält, wir haben ihn gemeinsam gegessen. Er hat nichts gesagt, hat ihn natürlich gegessen, aber das war's dann schon. Solche Momente, die sind schon hart. Das war sonst sein Ein und Alles einmal im Jahr.«
Gleiche Erfahrungen hatte sie mit der Lieferung vom Weinhändler gemacht. »Das war alles weg. Wir hatten auch unseren Weinhändler. Er hat uns Wein geschickt, immer schön ausgesucht. Da hat er auch gar nicht mehr danach gefragt. Das war alles weg. Das war ALLES weg. Das ganze Leben war weg.«

Frau Kühne erzählt, dass es sehr wenige Momente gab, in denen sie das Gefühl hatte, es sei von früher noch etwas da. »Da hatte ich mir eine Kassette geborgt. Die Dame wusste, dass mein Mann aus Ostpreußen kam. Auf dieser Kassette ist die ostpreußische Sprache, wie sie früher gesprochen wurde. Und die habe ich dann eingelegt, und über so was hat er sich dann auch wieder gefreut. Da hat er gelacht! Hat versucht, etwas nachzusprechen. Ja, so ist das wirklich gewesen. Und Musik. Wir hatten noch schöne alte Schallplatten, mit Musik, mit ja, schöner Klaviermusik, und auch alte Schlager, und sehr viel alte Musik, so aus den 1960er- und 70er-Jahren. Und das hat er auch sehr gemocht, das habe ich auch oft aufgelegt, und dann hat er da mal so mitgesungen oder so, wenn ihm das einfiel.« Viele Lebensthemen habe er aber auch vergessen, manchmal sei er böse geworden, wenn er merkte, dass ihm etwas nicht mehr einfiel.

Insgesamt resümiert Frau Kühne jedoch: »Ja, ich würde sagen, eigentlich war das Leben mit uns beiden doch ganz gut. Es war für mich jetzt [gut] – ich hab' immer gesagt [lacht]: beide eingesperrt. Aber es war doch auch, ja, wir haben gelacht, wir haben Musik gehört, und die erste Zeit haben wir auch noch Fernsehen geschaut, auch Musiksendungen. Also Musik war – mein Mann konnte auch gut Klavier spielen, Musik war auch sein Leben mit. Die letzten zwei Jahre war das ja alles weg, aber so, diese erste Zeit, da war das schon schön.«

»… dann heißt es immer: ›Wir haben kein Personal‹.«

Frau Becker betreut und pflegt ihre an Demenz erkrankte Mutter. Ihr Vater ist vor zwölf Jahren gestorben, und Frau Becker ist der Ansicht, dass ihre Mutter damals begann, sich »gehen zu lassen«. Irgendwann sei dann eine Demenz diagnostiziert worden. Wann genau die Erkrankung begonnen hat, kann die Tochter nicht sagen. Schon ihre Großmutter sei eine vergessliche Person gewesen. Frau Becker sagt dazu: »Früher gab es dieses Wort Demenz einfach nicht. Früher hieß es ›Omi ist tüddelig‹, und so war das bei uns auch.«

Die Demenz wirkt sich immer stärker auf den Alltag von Mutter und Tochter aus. Frau Becker berichtet: »Dann hat sie aufgehört, sich zu waschen. Dann zog sie sich nicht mehr richtig an. Dann machte sie sich kein Frühstück. Dann ging sie nicht mehr raus. Es ist alles so ein schleichender Prozess gewesen. Sie weiß nicht, welcher Wochentag ist. Sie weiß nicht, welche Uhrzeit ist. Sie weiß nicht, wann Tag oder Nacht ist. Es fehlen ihr die Worte. Sie läuft durchs Haus und sucht meine tote Oma, also ihre Mutter, sie sucht meinen toten Vater. Sie hat, ich will jetzt nicht sagen, Wahnvorstellungen, das ist das falsche Wort, aber sie hat Phantasien. Sie sieht dann Papi auf dem Sofa liegen. Dann hat sie mal bei der Polizei angerufen und hat gesagt, ›Meine Mutter sitzt auf der Garderobe‹, sie müssten ihr helfen. Es war so, dass sie in die falsche Richtung lief. Sie ist in T-Shirt und ohne Hose rausgelaufen, bis zum Krankenhaus gelaufen. Ich weiß gar nicht, wie sie bis dahin ohne Rollator gekommen ist. Sie weiß nicht, wann Tag oder wann Nacht ist. Dann sieht sie ihre Enkelkinder, die nicht da sind. Dann fragt sie immer ›Wo ist Lisa? Und wo ist Alex? Die Kinder sind doch hier.‹ Sie sieht also Leute, die gar nicht da sind.«

Aktuell lebt die Mutter zu Hause in ihrem Eigenheim. Morgens und abends kommt ein Pflegedienst zur Unterstützung. Eine

Stunde täglich ist die Tochter vor Ort. Mahlzeiten erhält sie durch Essen auf Rädern, außerdem nutzt sie ein Hausnotrufsystem. Einmal in der Woche reinigt eine Putzfrau das Haus, ein Gärtner kümmert sich 14-tägig um die Außenanlagen. Weiterhin ist jemand aus dem Pflegedienst ab und an vor Ort, um mit der alten Dame zu spielen oder spazieren zu gehen.

Der Umgang mit Familienangehörigen gestalte sich zum Teil sehr schwierig, sagt die Tochter. »Meine Mutter ist auch bösartig, sag ich mal, und alles, was ich als Tochter mache, ist sowieso verkehrt. Für jeden anderen oder für jeden Pflegedienst ist es einfacher als für mich. Früher hab' ich das mit Baden, Waschen, Duschen und sowas gemacht. Das hat aber immer nur Krach und Schereien gegeben. Das Wasser war zu heiß, zu kalt, zu nass, zu ... – ich habe sie nicht richtig abgetrocknet, dies war nicht richtig, das war nicht richtig. Und, wie gesagt, der Pflegedienst geht da ganz anders ran, und das toleriert sie dann eher, als wenn ich ihr die Haare wasche.« Freundinnen und Freunde oder auch Personen aus der Nachbarschaft besuchen die alte Dame nicht mehr.

Frau Becker hat ihre Mutter in einer Wohngruppe angemeldet, die in der Nähe eröffnet wird. Zur aktuellen Versorgungs- und Wohnsituation sagt sie: »Es geht nicht mehr. Das ist einfach grenzwertig, dass sie da allein ist. Naja, es ist einfach, sie stürzt öfter mal, sie hat einen Hausnotruf, den drückt sie dann auch wohl, also, wenn da was passiert ist, aber da hat's auch schon einmal Ärger gegeben. [...] Sie kann sich allein schlecht versorgen. Sie macht sich kein Frühstück. Sie macht sich auch kein richtiges Abendessen. [...] Und ich halte es für sinnvoll, dass sie sich da auch ein bisschen wohler fühlt als verkracht vor der Glotze zu sitzen.«

Auch und gerade die Unterstützung durch die ambulante Pflege sei schwierig. Aufgrund von personellen Engpässen würde der Dienst die Leistungen immer wieder nicht erbringen. In Urlaubszeiten oder bei Krankheit gäbe es kaum Vertretung. »Dann wird die Leistung komplett eingestellt, dann kommt keiner. [...] Und was ich noch viel blöder finde, man sagt mir das nicht mal.« Frau Becker selbst ist berufstätig und arbeitet sieben Tage die Woche in der Vermietung von Urlaubsapartments. Daher ist sie in besonderer Weise auf einen zuverlässigen Dienst angewiesen. Die Pflegekräfte vergaßen immer wieder, nach dem Duschen den Hausnotruf am Handgelenk ihrer Mutter zu befestigen. Sie hat die Vermutung, dass manche Aufgaben bei der Körperpflege, zum Beispiel das Zähneputzen, nicht erbracht werden. Solche und ähnliche Beispiele beunruhigen sie.

Auf die Frage, ob Frau Becker selbst Entlastungsangebote in Anspruch nähme, entgegnet sie: »Ich weiß ja nicht mal, was es gibt. Es sagt einem ja auch keiner was. Kurzzeitpflege, wenn ich im Urlaub bin, dass es sowas gibt, das weiß ich. Da war sie letztes Jahr irgendwo drei Wochen. Aber ansonsten, ich weiß gar nicht, was es gibt oder was es nicht gibt. […] Je mehr Verbesserung ich für meine Mutter haben möchte, dann heißt es immer: ›Wir haben kein Personal, kein Personal, kein Personal‹. Das ist immer das Gleiche.«

Mit der Krankenkasse ist Frau Becker durchaus zufrieden. Gleichwohl gibt sie zu bedenken: »Es sagt mir keiner, was ich kriegen kann oder was ich nicht kriegen kann. Jetzt, wenn meine Mutter demnächst umzieht, da brauchen wir ein Krankenbett. Das brauchen wir, und das werde ich jetzt nächste Woche in Angriff nehmen. Da brauch' ich ein Rezept, glaub' ich, und das muss ich genehmigen lassen. […] Ich brauch' für mich gar nichts, ich möchte nur, dass meine Mutter ordentlich versorgt ist, das ist für mich das Entscheidende. […] Wenn sie [der Pflegedienst, Anm. des Autors] mir dann dieses Restgeld auf mein Konto gutschreiben, weil sie nicht oft genug bei meiner Mutter waren, dann krieg' ich schon schlechte Laune. […] Ich möchte, dass sich jemand um meine Mutter kümmert, das möchte ich gerne. Das Geld brauch' ich nicht. Ich möchte am liebsten, dass jemand hingeht und mit ihr spielt oder mit ihr spazieren geht. Ich hoffe, dass es jetzt besser wird, weil, wenn sie dann in der Wohngruppe einzieht, da ist ja rund um die Uhr Betreuung, genau. Und da machen sie selber unter Anleitung das Kochen, dort kochen sie zusammen oder basteln da oder gehen zusammen einkaufen oder machen eben solche Sachen, und da ist sie eben dann nicht so viel allein.«

Frau Becker sagt, dass sie nicht beurteilen kann, ob es ein gutes Leben mit Demenz gibt. »Also, ich könnte mir vorstellen, wenn meine Mutter jetzt in einer Gruppe ist, dass sie dort ein gutes Leben hat. Weil da andere Leute sind, da hat sie Beschäftigung, da wird sich um sie gekümmert, und da ist Fachpersonal, das sich um sie kümmert. Da könnte ich mir vorstellen, dass das ihr Spaß macht. Es wird ihr sicherlich Spaß machen. [...] Aber was ist denn gut? Was ist ein gutes Leben? [...] Ja, das kann man ganz schwer sagen irgendwie. [...] Ja, wenn ich da bin und wir in der Küche sind und uns unterhalten, dann geht's ihr gut. Oder wenn ich dann mal am Sonntag nur einen halben Tag arbeite, dann fahre ich hin und sage: ›Nun fahren wir in die Stadt und essen eine Kugel Eis.‹ Sowas eben. Wenn wir was machen, und wenn ich eben da bin, wenn ich nur da bin. Heute haben wir mal Kataloge angeguckt, da hatte sie Lust zu. Dann geht's ihr gut, natürlich geht's ihr gut. Aber sie freut sich ja auch immer, wenn ich komme. Also meistens auf alle Fälle. [...] Da ist sie ganz anders. Da ist sie kontaktfreudig, und das ist, wenn sie mit anderen Leuten zusammen ist. Auch, wenn ich mit meiner Freundin mal zum Essen gehe und sie mitnehme. [...] Da blüht sie förmlich auf.«

Auf die Frage, ob es ein gutes Leben beteiligter Angehöriger gibt, entgegnet Frau Becker: »Ich will nicht sagen, ich habe keine ruhige Minute, das ist der falsche Ausdruck, aber mein ganzer Tag ist 24 Stunden und der Gedanke ist immer mit bei meiner Mutter. Ich schlafe mit dem Handy unter dem Kopfkissen, weil meine Mutter nur eine einzige Telefonnummer noch wählen kann. Die hat sie groß auf einem Zettel stehen, und das ist meine Handynummer. Ich hab' ihr mal eingebläut: ›Mami, das ist die Nummer, da kriegst du mich IMMER.‹ Sie kann das sonst nicht auseinander halten […]. Deshalb diese Handynummer, und sie steht eben ganz groß auf einem Zettel. […] Und wenn ich sie manchmal nicht erreiche, weil sie vielleicht gerade auf dem Sessel eingeschlafen ist oder sowas und ich erreiche sie zweimal nicht oder vielleicht auch noch ein drittes Mal … Ich ruf dreimal am Tag noch zusätzlich an, einmal vormittags, ›Hast du gut geschlafen?‹, einmal mittags und einmal kurz vor abends, bevor ich komme. Ich frage, ob sie was möchte, ob ich was mitbringen soll oder, oder, oder. Wenn ich sie dann wirklich sogar zwei- oder dreimal nicht erreicht habe, dann bin ich aber im Alarmstatus, wenn ich dann losfahre. […] Egal, wo auch immer ich bin, mein Handy. Da ist der Akku noch nie leer gewesen oder noch nie irgendwo liegen gelassen worden. Es ist mein ständiger Begleiter. […] Ja, man denkt ja immer, Mensch, ist was oder ist nichts.«

»Immer wieder ran ans Klavier und üben. Das ist, glaube ich, sein Lebenselixier.«

Die Musik spielte im Leben von Herrn Seeger schon immer eine große Bedeutung. Früher arbeitete er an der Musikhochschule und unterrichtete unter anderem Klavier. Im Alter von 54 Jahren erlitt er einen Schlaganfall. Dieser zog unter anderem eine halbseitige Lähmung, epileptische Anfälle, Aufmerksamkeits- und Wahrnehmungsstörungen und demenzielle Veränderungen nach sich. Herrn Seeger fällt es seitdem schwer, sich über längere Zeit zu konzentrieren und in Situationen mit mehreren Gesprächspartnern den Überblick zu behalten. Einige Zeit nach dem Schlaganfall stürzte er und brach sich dabei die Hüfte. Die Operation zog Probleme mit dem Stoffwechsel und dem Lymphfluss nach sich. Nicht erst seit dem Sturz ist Herr Seeger auf umfassende Hilfen und Unterstützungsleistungen angewiesen. Seine Ehefrau hat dafür ihren Beruf aufgegeben.

Das Leben der beiden hat sich seit dem Schlaganfall und dem darauf folgenden Sturz deutlich verändert – nicht nur durch die Demenz. Einerseits gilt es, Tag für Tag die Sorge und Pflege für Herrn Seeger zu übernehmen und zu organisieren, andererseits kommt es immer wieder zu Konflikten –, auch und gerade in der Öffentlichkeit. Die Ehefrau erzählt von einer Situation im Supermarkt: »Da läuft er bis an die Theke durch, auch wenn eine Schlange da ist, und sagt: ›Ich kann nicht so lange warten.‹ Das können andere natürlich auch nicht, und dann wird er schnell unflätig, auch aggressiv. Er hat sich schon mal mit Politessen angelegt, sodass sie drauf und dran waren – also, sie hatten schon im Polizeipräsidium angerufen und um Verstärkung gebeten. Dann kam ich dazu. Er saß im Auto und hat auf mich gewartet, und wir standen auf einem nicht genehmigten Parkplatz. Weil andere Leute auch daneben waren, ist mir das nicht aufgefallen. Und ja, dann haben sie ihm gesagt: ›Fahren Sie doch mal weg!‹, und dann hat er nicht gesagt: ›Ich bin hier nur der Beifahrer, ich bin gelähmt‹, das wäre eine passende Antwort gewesen, sondern: ›Höhö, machen Sie Witze?‹«. Solche Situationen gibt es immer wieder. Sie sagt: »Ich habe oft das Gefühl, ich muss auf ihn aufpassen, dass er nicht unangenehm auffällt. Ich bin ständig für ihn da und mein eigenes Leben zählt nicht mehr so richtig.«

Unterstützung und Begleitung erfahren beide nur begrenzt. Herr Seeger erhält Musiktherapie und ein Pflegedienst ist zweimal täglich im Einsatz. Eine Schwägerin nimmt bei Herrn Seeger Klavierunterricht und betreut ihn, wenn die Ehefrau Termine in der Tumorklinik in Anspruch nimmt – Frau Seeger hat selbst eine nicht therapierbare Bluterkrankung und muss daher regelmäßig in Behandlung. Der Sohn der Seegers lebt weit entfernt und kann daher im Alltag nicht zur Hilfe gehen. Eine junge Osteuropäerin unterstützt sie im Haushalt.

Frau Seeger erzählt, dass sie ihre Nachbarn zwar kennen würden – so richtig helfen würden sie ihnen aber nicht. Sie sagt: »Ansonsten habe ich so festgestellt: Man isoliert sich immer mehr im Laufe der Zeit, wenn man jetzt schon so lange behindert ist. Und mein Mann ist noch relativ jung. Ich bin fünf Jahre älter, aber auch nicht mehr gesund, und das BELASTET auch den Freundeskreis und wir haben NICHT mehr viele Freunde. Weil das Benehmen meines Mannes auch nicht immer so ist, dass man mit ihm so einfach umgehen kann. Viele können das nicht. Mit jemandem, der oft spontan über die Stränge schlägt mit seinen verbalen Äußerungen, beleidigen kann.« Immer wieder fahre er anderen über den Mund. »Wenn man etwas unternehmen möchte oder Urlaub machen mit anderen, das geht nicht mit ihm. Darum bin ich dann doch immer mit ihm allein und schiebe den Rollstuhl allein.« Mit einer Freundin geht Frau Seeger ein- bis zweimal die Woche schwimmen. Für solche Stunden und für die Zeiten in der Tumorklinik brauche sie dringend mehr Unterstützung.

Sie hat versucht, in der nahegelegenen Fachhochschule Studierende für die Assistenz zu gewinnen. »Wir haben eine Fachhochschule hier in der Nähe. Da geht mein Mann sehr gerne hin. Im Rollstuhl. […] Das macht er gerne, sitzt unter jungen Leuten. Und dann habe ich mit den Studierendenvertretern gesprochen und gesagt, dass man mit dem Rollstuhl eben rumfährt, sich mit ihm hinsetzt und einen Kaffee trinkt, und dann wäre er GLÜCKLICH. Es geht darum, auch so Kontakt mit jungen Leuten zu finden, die Gespräche, er interessiert sich für vieles. Ja, und dann haben sie das ausgehängt, ich hatte Telefonnummern dazu gehängt, und es hat sich keiner gemeldet. […] Es ist SCHADE, dass es keine Hilfsleistungen mehr gibt. Da stöhnen alle drüber, das höre ich überall. Das FEHLT, das Ehrenamtliche.«

Frau Seeger ist mit zwei Mitarbeitenden der DAK-Zweigstelle vor Ort in Kontakt, die sehr freundlich und hilfsbereit seien. Im Hinblick auf eine Reha-Maßnahme und die Abrechnung von Taxifahrten habe es mit der Krankenkasse jedoch Auseinandersetzungen gegeben. In diesen Situationen hätte ihr eine gute Beratung weitergeholfen. Frau Seeger hat sich vor einiger Zeit über Angebote der Tagespflege erkundigt, vor allem, weil sie denkt, dass ein Aufenthalt im Pflegeheim oder in der Kurzzeitpflege für ihren Mann nicht infrage kommt. Die Menschen dort seien zu alt, und ihr Mann würde entweder aggressiv oder depressiv.

Die Ehefrau genießt die Zeit mit ihrem Mann und sie mag es, die Sorge und Pflege zu übernehmen. Zugleich erlebt sie es auch als belastend. Sie führt aus: »Diese Abhängigkeit voneinander, die ist auf einer Seite belastend und man fühlt sich dann oft angekettet. Andererseits ist es auch etwas Zuverlässiges. Also, er kann sich auf mich verlassen. Manchmal spiegelt er das auch, dass er das gut findet. Dass ich zu ihm stehe, und dass ich ihn nicht in ein Heim stecke. Da ist er auch dankbar dafür, und da kommt ja auch etwas zurück. Aber so wie ein EHEpaar, so wie es als EHEpaar ist, das ist verloren gegangen. Das ist natürlich ein großer Verlust. Für mich. Für ihn nicht.« Ihr Mann sei für Zärtlichkeit und Sexualität nicht mehr empfänglich, auch und gerade, weil er Berührungen als unangenehm empfinde, vor allem an der gelähmten Körperhälfte.

Sie sagt: »Wenn man dann mehr Schwierigkeiten miteinander hat, oder ich mit ihm, er durchaus auch mit mir, wenn ich so fordernd bin, dann denke ich manchmal: ›Mein Gott, ich bin ja eigentlich nur noch die Krankenschwester und die Pflegerin hier.‹ Und die, die seine Finanzen verwaltet, und sonst alles erledigt. Mehr bin ich nicht. Und trotzdem kommen dann öfter doch so andere Sachen durch, und das entschädigt dann wieder. Also, es ist ambivalent.«

Insgesamt führen die veränderte Lebenssituation und die neue Rolle in der Beziehung immer wieder zu Konflikten. Frau Seeger berichtet: »Er kennt auch Menschen, die er Jahre nicht gesehen hat, und kann dann auch noch zu denen was erzählen, was man damals vor sieben, acht Jahren oder so gemeinsam erlebt hat, wenn die das schon gar nicht mehr wissen. Das KANN er. Das finde ich total irre. Also, ich würde das schon längst wieder vergessen [lacht]. Aber, zu überlegen, wenn man die Tabletten da liegen hat, habe ich die jetzt schon genommen oder noch nicht? Dann schimpft er mich aus und sagt: ›Du hast mir die Tablette noch nicht gegeben, die So-und-so Tablette, die habe ich noch nicht.‹ Da werde ich manchmal ganz kirre. Weil ich meine, ich hätte sie ihm alle da hingelegt. Dann hat er sie aus dem Mund fallen lassen oder sie liegt irgendwie auf unserem gemusterten Teppich, und das hat er nicht gemerkt. Oder er hat's genommen und sofort wieder vergessen. SOFORT.«

Und trotzdem: Frau Seeger ist der Ansicht, dass es durchaus ein gutes Leben mit Demenz geben kann. Sie führt aus: »Mein Mann stellt zum Beispiel bei sich fest, […] dass er sich an schönen Dingen unheimlich erfreuen kann, gerade WEIL er nicht mehr mobil ist. Wenn er dann im Garten ist oder unter einer Allee, wie wir sie hier in der Nähe haben, und dann hat es geregnet und die Blätter riechen. Oder der Asphalt ist heiß gewesen, und dann dampft das richtig. An so etwas kann er sich erfreuen. Oder an schönen Geranien, oder an unserem Rosenbusch, oder so etwas. Das hat für ihn SEHR, SEHR viel Wert. […] Da freut er sich MEHR darüber als VOR seiner Erkrankung. Davor war das eigentlich selbstverständlich.«

Auch habe sich sein Verhältnis zur Musik verändert. »Mein Mann kann Musik intensiver erleben als früher. Auch in Bezug auf sein eigenes Spielen, sein eigenes Musizieren. Er hat keine Vorspielängste mehr. Das kann man sich ja vorstellen, wenn man eine Rede halten muss oder so, dann ist man aufgeregt. Oder wenn man jetzt als Pianist ein Konzert gibt und da sitzen ganz viele Leute, und man hat zwar gut geübt, und trotzdem kann einem passieren, dass man sich vertut, oder dass man zittrige Finger hat, oder so was. Das hat er nicht mehr. Und das beWUNDERN alle bei ihm, und er versteht das gar nicht, dass das so bewundert wird [lacht].

Sie erinnert sich an sein letztes Konzert: »Er schlurft und stochert mit seinem Stock bis er auf der Bühne überhaupt erstmal ist. Und dann kommen von rechts und links welche und wollen ihm helfen, und dann sagt er immer: ›Nee, das mache ich allein.‹ Dann geht er zur Bühne, legt seinen Stock zur Seite und dann setzt er sich hin, ruckelt am Stuhl rum dass er auch richtig sitzt, und dann guckt er sich um und grinst ins Publikum. Und dann steht er auf und hält nochmal eine kurze Einführung, warum er jetzt nur mit der rechten Hand spielt, obwohl es alles nur Klavierstücke für Linkshänder gibt, und erklärt das noch ein bisschen – egal, ob da 100 Leute sitzen oder 13.«

Sie erzählt weiter: »Zuerst hat er nur Hauskonzerte gegeben und seine ehemaligen Kollegen eingeladen. Und die fanden das TOLL, was er gemacht hat und wie er das gemacht hat. Dann bewundert man das, und er hat von der Musikalität her keine Defizite, nur in der Qualität, in der er das spielen will. Das ist jetzt natürlich viel schwieriger, denn er kann ja die alten Stücke gar nicht mehr spielen, die für zwei Hände sind. Und er braucht EIN Jahr, bis er ein Stück von zehn Minuten drauf hat. Und das ist natürlich eine Leistung. Ein Jahr am Ball zu bleiben. Und immer wieder, auch wenn seine Beine wehtun oder die Hüfte oder so, immer wieder ran ans Klavier und üben. Das ist, glaube ich, sein Lebenselixier.

Mein Mann ist ganz besonders dement, also ein ganz besonderer Demenzkranker. Er hat eine Sache und die WILL er weitermachen. Das war immer sein Leben, die Musik, und das will er BIS zum Sarg. Und das ist so sein Ehrgeiz. Ob er nun die Milch im Kühlschrank findet oder nicht findet, das ist ihm eigentlich egal.«

»Denn ich bin ja hier richtig, möchte ich sagen, gefangen.«

Vor genau zehn Jahren hatte Frau Dieter ein Aneurysma und einen Schlaganfall. Die damals 60-jährige Frau wurde im Krankenhaus behandelt und hat die Notfälle überlebt. Zurück blieben eine halbseitige Lähmung, Sprachstörungen und eine demenzielle Veränderung. Seitdem ist sie, so erzählt ihr Ehemann, vergesslich, und findet sich auf der Straße nicht mehr zurecht. Herr Dieter erinnert sich: »Aus heiterem Himmel kam dieses Aneurysma, und dann kam sie nach der Klinik hieher. Sie war allerdings schon kurz vor der Rente und insofern haben wir Glück: Ich bin in Rente und kann sie pflegen. Ich bin für meine Frau da.«

Seit zehn Jahren bewältigt Herr Dieter die Pflege und Sorge für seine Frau weitestgehend allein. Der 75-Jährige sagt: »Also, das mache ich alles allein, und deshalb bin ich ja auch ziemlich fertig. [...] Meine Frau lehnt es GRUNDSÄTZLICH ab, dass jemand ins Haus kommt. Wenn da jemand von der Sozialstation kommt, ist das in Ordnung, das ist ja eine Einrichtung, die muss sein. Aber ansonsten, Besuch oder irgendwas, nein. Ich bin auch zu dieser Pflege gewesen, von der Krankenkasse, und dann haben sie gesagt: ›Ja, wir kommen mal auf einen Kaffee vorbei.‹ Und dann hat sie sofort abgeblockt und hat gesagt: ›Nein, kommt ÜBERHAUPT nicht infrage, hier kommt keiner, und du gehst da auch nirgendwo hin.‹ Denn ich bin ja hier richtig, möchte ich sagen, gefangen. Denn alles, was ich mache, muss ich zeitlich belegen. Wo ich war, mit wem ich gesprochen habe, und was alles so angefallen ist. Wir kriegen Essen auf Rädern, und ich darf dann nicht mal mit der Frau, die das Essen auf Rädern bringt, irgendein Wort wechseln. Dann heißt es gleich: ›Was will sie von dir?‹ Sie ist sehr eifersüchtig und lehnt JEDEN Kontakt ab.«

Herr Dieter würde sich wünschen, dass eine Nachbarschaftshilfe hauswirtschaftliche Tätigkeiten übernimmt. Diese Hilfe ließe sich jedoch nicht gewährleisten, weil es bei dem Anbieter vor Ort zu wenig Personal gäbe – die Arbeit bei der Nachbarschaftshilfe rechne sich eben nicht. »Die Nachbarschaftshilfe, das ist das Ding der UNMÖGLICHKEIT. Denn die Leute dort müssen nachweisen, dass sie so eine Ausbildung gemacht haben. Dann müssen sie bis zu acht Euro die Stunde kriegen und sich selbst versichern. Höchstsumme, was war das? Zwei Millionen Euro müssen sie versichern [versichert sein], falls ein Schaden entsteht. Und sie dürfen nur höchstens drei Personen betreuen. Und dann kommt das dicke Ende: Alles, was sie mehr als soundsoviel verdienen, wird ihnen vom Arbeitslosengeld abgezogen. Und wo soll man da jetzt eine Hilfe bekommen? Das ist mein Problem.« Der Pflegedienst kommt einmal wöchentlich zu Frau Dieter. Haus- und Fachärzte übernehmen die entsprechenden Behandlungen. Der Ehemann beschreibt die Arztbesuche, von denen er sich eigentlich mehr Hilfe erhofft: »Da steht eine Schlange, sie machen schon Überstunden, weil da draußen eine Schlange steht, die auch noch behandelt werden will, und deshalb halten sie sich natürlich kurz und machen nur das Notdürftigste. Insofern gibt es keine Unterstützung.«

Herr und Frau Dieter haben eine Tochter. Sie kommt etwa einmal pro Woche und bleibt in der Regel eine Stunde bei der alten Dame. Währenddessen macht Herr Dieter Erledigungen oder geht zum Frisör. Die Tochter ist berufstätig und nur begrenzt bereit, ihre Eltern zu unterstützen. Der Mann erzählt, dass das »… aber auch nichts bringt. Sie [die Tochter, Anm. des Autors] sagt: ›Ich habe meinen Scheiß, sieh zu, wie du alleine klar kommst.‹«

Die übrigen Tätigkeiten übernimmt er selbst. So steht Herr Dieter nachts jedes Mal mit auf, wenn seine Frau zur Toilette muss – etwa alle anderthalb Stunden. Er bezieht Pflegegeld. Angebote der Kurzzeitpflege und Tagespflege lehnt seine Frau systematisch ab. Die Beratung durch die Krankenkasse habe ihm nicht weiter geholfen. Vor einiger Zeit hatte er die Assistenz durch eine osteuropäische Pflegekraft in Betracht gezogen. Aus organisatorischen Gründen hat er sich jedoch dagegen entschieden. Auch hatte er Zweifel, ob seine Frau diese Pflegekräfte akzeptieren würde.

Dass seine Frau in ein Pflegeheim umziehen könnte, kommt für den alten Mann nicht infrage. »Nein, das ist das letzte«, sagt er. Seine Frau wolle zu Hause sterben. Er selbst sieht sich in der Pflicht, sie zu unterstützen. Dazu führt er aus:»Ich habe vor Jahren auch mal einen Schlaganfall gehabt, und da hat meine Frau mich gepflegt, gut gepflegt. Und bei mir ist nichts mehr nachgeblieben, die eine Hand ist noch so ein bisschen steif oder krüpplig, aber ansonsten habe ich das sehr gut überstanden. Und deshalb, finde ich, ist das meine Pflicht, jetzt meine Frau auch zu pflegen.«

Herr Dieter folgt den Erwartungen seiner Frau, übernimmt die Sorge und Pflege und zieht sich aus seinem sozialen Umfeld zurück. Er resümiert:»Wir sind 53 Jahre verheiratet. Ich will das ja auch gar nicht, und tue meiner Frau deshalb einen Gefallen. Ich spreche mit gar keinem, ob beim Kaufmann oder bei so einem Lehrgang oder so. Da sondere ich mich ab, weil ich schon gar kein Gespräch haben will mit Fremden.« Andererseits hätte er schon Interesse, bisweilen einen Ausflug zu machen, denn »… man braucht ja mal was anderes und man muss auch mal woanders hinfahren. Ich hab' noch einen Führerschein und ein Auto, aber sie will nicht mehr aus dem Haus. Sie bewegt sich nur im Rollator und das ist alles. […] Das wird mir ja überall gesagt: ›Denken Sie mal an sich‹. Aber, ich kann nicht über meinen Schatten springen, denn ich habe selbst mal einen Schlaganfall gehabt und wir sind 53 Jahre verheiratet, also, ich kann das meiner Frau nicht antun. Ich muss damit leben. Entweder geht der eine oder der andere kaputt.«

Im Hinblick auf schöne Momente im Leben meint Herr Dieter, dass sein Leben so dahinschleife. Er sagt:»Da ist ein Tag wie der andere, man freut sich über jeden Tag, der vergangen ist.« Auf die Frage, ob es Lebensthemen gebe, die seiner Frau Freude bereiteten, antwortet er, dass sie den ganzen Tag Fernsehen schaue und ergänzt:»Ja, das machen wir [seit] zehn Jahren. Das ist der Alltag. Damit habe ich mich schon abgefunden.« Er scheint verinnerlicht zu haben, dass seine Tage jetzt so sind.

»Dann vergaß sie zu essen und zu trinken, und wir haben das erste Mal an Demenz gedacht.«

Die Demenz seiner Mutter begann schleichend. Die alte Dame war im Alter von 84 Jahren einfach vergesslicher geworden, versäumte immer wieder Termine. Trotzdem hatte lange Zeit niemand gedacht, dass die Situation mit einer Demenzerkrankung in Verbindung zu bringen war, zumal seine Mutter sich an ältere Ereignisse wie ihre Ehe und Kindheit gut erinnern konnte. Dass die alte Dame kaum mehr Kontakte hatte, war für Herrn Lang nicht weiter verwunderlich, war seine Mutter doch schon immer eine Einzelgängerin gewesen. »Dann vergaß sie zu essen und zu trinken, und wir haben das erste Mal an Demenz gedacht«, erinnert sich Herr Lang. Erst dadurch war er skeptisch geworden. Schließlich wurde eine Demenz diagnostiziert.

Mehrere Jahre hatte die alte Dame dann noch zu Hause gelebt. Er war mindestens zwei- bis dreimal in der Woche zu seiner Mutter gefahren, hatte für sie gekocht und im Haushalt mitgeholfen. Ein Pflegedienst kam morgens, um seiner Mutter die Tabletten zu geben. Freunde oder Nachbarn waren als Begleitung und Betreuung nicht involviert, hier bestand auch vor der Demenz kein Kontakt. Die anderen Kinder von Frau Lang wohnten sehr weit weg und waren nur zu Geburtstagen vor Ort. Dem Sohn war es wichtig, dass seine Mutter so lange als möglich zu Hause wohnen konnte, denn er wusste um die Bedeutsamkeit des Eigenheims für seine Mutter. Da keine andere Person infrage kam, die Sorge für seine Mutter hauptverantwortlich zu übernehmen, hatte er sich dazu bereiterklärt.

Mit der Unterstützung durch die Krankenkasse war er sehr zufrieden. »Wenn es darum ging, irgendwelche Hilfen in Anspruch zu nehmen, hat die DAK sofort reagiert. Wir haben alles gekriegt, das war kein Problem.« Allerdings erhielt er keine Beratung, nahm auch keine zusätzlichen Angebote in Anspruch. »Es kam auch keiner und hat irgendwie mal was gefragt, ob man da noch irgendwie was anderes machen könnte, sollte oder so.« Zu Hause nutzte seine Mutter Gehhilfen und Greifhilfen. Die Zusammenarbeit mit dem Hausarzt war gut, zunächst begleitete Herr Lang seine Mutter zur Praxis, später kam der Arzt zu ihr nach Hause. Auch die Arzthelferinnen suchten sie auf, um den Blutzuckerspiegel zu messen.

Nach drei Jahren musste die alte Dame ins Krankenhaus, war ihr gesundheitlicher Zustand durch die schlechte Ernährung doch zunehmend prekär geworden. Sie hatte zu wenig gegessen und getrunken. »Im Krankenhaus hat man sie natürlich dann, wie man so schön sagt, hochgepäppelt. Aber sie haben gleich gesagt, dass es zu Hause nicht mehr geht.« Seine Mutter wurde in ein Pflegeheim gebracht. Er schloss sich der Einschätzung der Ärzte im Krankenhaus an, nicht zuletzt, weil sie niemanden mehr in ihre Wohnung gelassen hatte, auch nicht den Pflegedienst. »Sie hat den Leuten von der Pflege, die ihr die Tabletten morgens geben sollten, weil sie die ja auch nicht mehr allein genommen hatte, sie hat sie ja zum Schluss nicht mehr reingelassen. Ja. Sie wollte also keine fremden Leute in der Wohnung haben.« Dadurch ist das häusliche Versorgungssetting endgültig »gekippt«.

Für Frau Lang war in der ersten Zeit im Pflegeheim das für sie fremde Personal in Ordnung. Später hat sich das verändert. Sie konnte dann auch nicht mehr laufen, letztendlich war sie nach einer Erkrankung ins Krankenhaus eingeliefert worden und dort verstorben. Herr Lang erzählt: »Ich kann immer nur sagen, solange man es kann, sollte man den Entsprechenden zu Hause behalten und mit ihm alles machen, was möglich ist. Und wenn das halt nicht mehr geht, dann muss man auch eben bereit sein zu sagen, okay, jetzt musst du ins Heim. Aber solange das geht, sollte man eben [den Mensch] zu Hause behalten. Denn ein Zuhause ist ein Zuhause. Wenn man im Heim ist, dann ist man einer unter, ich sag' mal, VIELEN.«

Herr Lang war mit der Versorgung im Heim sehr unzufrieden, obwohl er die Einrichtungen im Vorab genau geprüft hatte und dieses Heim im Vergleich zu den anderen ihn überzeugt hatte. »Ich habe mir, bevor meine Mutter in dieses Heim kam, habe ich mir andere Heime auch noch angesehen. In einem Heim, da bin ich aufs Stockwerk gekommen und da habe ich schon von vornherein gesagt, HIER kann ja NIE einer hin. Hier riecht es ja in dem Stockwerk schon nach Urin. Nee, hab' ich gedacht, hier kommt meine Mutter garantiert nicht hin. Und das sind auch alles zertifizierte Heime gewesen!« Er bemängelt vor allem die Personalsituation und ist skeptisch, ob die Bedürfnisse seiner Mutter – zu trinken oder zur Toilette zu gehen – immer ausreichend wahrgenommen wurden. »Bei 30 Zimmern und dann vielleicht eine Pflegeperson. Da weiß ich nicht, wie sie das alles in die Reihe kriegen sollen«, gibt er zu bedenken.

Herr Lang ist der Ansicht, dass die Demenz für die betroffenen Menschen selbst nicht schlimm ist, weil sie von der Erkrankung nichts merkten. Allerdings wusste seine Mutter zu dem Zeitpunkt nicht mehr, wo sie war. »Sie fragte immer: ›Wann gehen wir denn wieder nach Hause?‹ Aber sie konnte ja nicht mehr, sie konnte ja gar nicht mehr laufen. Ich habe ihr immer gesagt: ›Mutter, wenn du wieder gesund bist, kommst du wieder nach Hause.‹ Damit habe ich nichts Falsches gesagt, und ja, das hat sie dann auch so hingenommen.« Für den Angehörigen sei es schwerer. »Man muss alles dreimal sagen, man muss alles wiederholen, sprich, man muss entsprechend auch ruhig bleiben, und sagen, es ist halt eine Krankheit und da müssen wir jetzt durch.« Er fügt hinzu: »Aber wissen Sie, ich bin eigentlich ein sehr realistischer Mensch, der das so nimmt, wie's halt kommt, der weiß, es ist da und ich kann's nicht ändern. Ich muss damit umgehen. […] Da musst du sagen, okay, wenn sie das nicht weiß, fragst du eben nochmal nach, oder sagst ihr das nochmal. Aber ansonsten war das nicht weiter für mich tragisch.«

Die Interessen von Frau Lang sind in den zwei Jahren im Pflegeheim drastisch zurückgegangen. »Sie hatte für nichts mehr Interesse. Kein Buch mehr gelesen, keine Zeitschrift mehr gelesen, kein Fernsehen mehr geguckt. Kein Interesse mehr gehabt in der letzten Zeit.« Und trotzdem hat sie auf Fotos früherer Zeiten intensiv reagiert. »Da haben wir alte Fotoalben von ihr mitgenommen. Dann haben sie [die Pflegekräfte, Anm. des Autors] sich mit ihr auseinandergesetzt und waren dankbar dafür. Sie haben gesagt, das war eine gute Sache, denn sie konnte sich erinnern. An alte Sachen konnte sie sich gut erinnern.«

»Also, ich hatte den Eindruck, dass mein Papa gern gelebt hat – bis zum Schluss.«

Die Demenz bei Herrn Meyer begann schleichend. Er wurde zunehmend vergesslich, hielt immer wieder Absprachen nicht ein und verirrte sich. Wenngleich der alte, sehr belesene Mann bis zu seinem Tod zahlreiche historische Zusammenhänge referieren konnte und alle Menschen in seinem Umfeld erkannte, verließ ihn immer wieder sein Kurzzeitgedächtnis. Auch nahmen die körperlichen Kräfte ab. Herr Meyer lebte mit seiner Ehefrau im einem eigenen Haus in Süddeutschland. Die Tochter erzählt: »Aber so dieses kurzzeitgedächtnismäßige, das war dann schwierig, und es war nicht einfach, weil das Körperliche auch immer schlechter wurde. Und dann war es so, dass die Eltern insgesamt nicht gerne Hilfe annehmen wollten. Also, wir fingen dann an mit: ›Wollt ihr denn nicht mal eine Putzfrau?‹ Und das war schon ein Kampf, bis dann wenigstens mal jemand im Haushalt was gemacht hat.«

Die Situation der beiden altersgebrechlichen, etwas demenziell veränderten Menschen, hatte sich durch einen Zwischenfall beim Urlaub an der Ostsee deutlich verschlechtert. Frau Meyer stürzte und musste im Krankenhaus operiert werden. Die Tochter erzählt: »Und da hat er dann ziemlich abgebaut, weil ja plötzlich seine Frau verschwunden war. Also, da haben wir gedacht, so kann das eigentlich nicht gehen, dass sozusagen in so einer Situation niemand eine Info und eine Hilfe kriegt. Also, die Mutter konnte nicht nach Hause verlegt werden, weil der Transport nicht möglich war. Und wir sind vier Kinder, und jeder hat dann irgendetwas übernommen und rumtelefoniert und so. Dann haben wir hier den Pflegestützpunkt angerufen. Dort haben sie gesagt, ja nee, wenn die Mutter dann später hier ist, kann aber der Vater nicht mit in die Reha-Einrichtung, weil das ist ja nicht für Leute, die sonst eigentlich nichts haben, außer dass sie eben gerne bei ihrem Ehepartner wären. Und dieses ganze Kuddelmuddel und Durcheinander, das war GANZ belastend.«

Nach vielen Telefonaten und Aufenthalten in Nachsorge-Einrichtungen und Hotels hat ein Sohn das ältere Ehepaar mit dem Auto von der Ostsee nach Hause geholt. Sie wurden anschließend in einer ortsnahen Reha-Einrichtung untergebracht. Die Tochter erinnert sich: »Und da ist er dann immer mal abhandengekommen, während sie in Behandlung war und er eigentlich gar nicht gewusst hat, wo er inzwischen ist. Da war er ziemlich durcheinander. Also, das war ganz schlecht, wenn so etwas Ungewöhnliches auftritt. […] Das war eigentlich so der Knackpunkt, wo es schlechter wurde.«

Nachdem die Eltern wieder zu Hause waren, erlitt Frau Meyer eine zweite Fraktur. Es folgte eine weitere, langwierige Operation. Der Ehemann erlitt derweil einen Herzinfarkt. Die Tochter erzählt: »Und dann ging das ganze Drama von vorne los. Dann musste er in die Klinik und OP, und dann schmeißen sie einen ja nach ein paar Tagen raus, weil man angeblich gesund ist. Nur daheim war ja die Frau nicht und auch sonst niemand, und dann kam er irgendwo aufs Land in eine Einrichtung [Krankenhaus, Anm. des Autors], wo wir wiederum weit hinfahren mussten.«

Es folgte eine Unterbringung in der Kurzzeitpflege. Die Tochter erzählt zu der damaligen Situation, dass »… stundenlange Bittgespräche und alle miteinander geholfen haben. Da fragt man sich wirklich, wie das jemand macht, der nicht so viel Verwandtschaft hat, die sich so kümmern kann. Das hat uns also schon sehr zu denken gegeben, dass man eigentlich keine Stelle hat, wo man sein Problem schildern kann und sagen kann, so sieht's aus. Alles ist ein bisschen schief gelaufen. Aber gibt's da nicht aus einer Hand einen Ansprechpartner, der einem da weiterhelfen kann? Also, die einen haben gesagt, nee, nicht mit noch einem [Ehepartner, Anm. des Autors] dazu, die anderen haben gesagt, nee, da geht's mit der Mutter nicht, und so ging das vor und zurück. Bis sie endlich mal wieder beide zu Hause waren, war der Vater dann schon, würde ich sagen, etwas desolater als vorher.«

Für die Versorgung zu Hause wurde sodann ein polnischer Pflegedienst zur 24-Stunden-Pflege beauftragt. Die Tochter erzählt:»Dann haben die Eltern gesagt, sie wollen nur Männer. Und als dann Männer abwechselnd da waren, gab's Terz, weil mein Vater sich eingebildet hatte, sie würden sich an seine Frau ranmachen. Da war er schon etwas verwirrt. Und meine Mutter hat immer behauptet, keine Ahnung, dass sie ihr irgendwelche Tassen weggenommen hätten. Also, das war eigentlich – wenn man nicht drüber lachen müsste, würde man sagen – also, eigentlich müsste man aufschreiben, was da so vor sich geht in so einem Fall.« Aus Unzufriedenheit hatte die Mutter sodann eigenmächtig eine rumänische Dame als Pflegeperson eingestellt. Es kam deshalb zusätzlich zu Konflikten zwischen der rumänischen Pflegeperson und den Angestellten des polnischen Pflegedienstes. Nachdem die Rumänin drei bis vier Wochen vor Ort war, ist Herr Meyer im Alter von 87 Jahren gestorben. Ein Krebs im Gehörgang, der zunächst nicht erkannt worden war, hatte angefangen zu wuchern.

Rückblickend berichtet die Tochter, dass sie als Familie, insbesondere die vier Kinder des Ehepaars, die Situation gemeistert haben.»Also, ich kann mir nicht vorstellen, wie eine Familie mit nur einem Angehörigen, meinetwegen nur einem Kind, das hinkriegt.

Das kann ja gar nicht gehen, also, das ist unvorstellbar.« Die vielen Aufgaben – Haushalt, Verwaltungsarbeiten und das Kümmern um die eigenen Kinder – hatten sie als große Herausforderung erlebt. »Und das fand ich eigentlich am belastendsten für die Familie. Meistens werden ja alle Eltern gleichzeitig alt, und dann hat man wirklich zu tun, und eigentlich denkt man, man wird im Stich gelassen, also, so kam uns das vor. Also, dass man im Grunde genommen keine Hilfe erfährt. Also, man hat das Gefühl, man erhält keine Hilfe. Man denkt, man ruft irgendwo an. Das hat man dann schon rausgekriegt, keine Ahnung, irgendeinen Stützpunkt oder so, und da wird man im Grunde genommen von einem zum anderen geschickt.« Der Stützpunkt in Süddeutschland hatte sie an die Beratungsstelle an der Ostsee verwiesen, weil die Eltern sich seinerzeit dort aufgehalten hatten. Die dortigen Beraterinnen fühlten sich nicht zuständig, weil der Heimatort des älteren Ehepaars im Süden lag. Die Tochter ist der Ansicht: »Es müsste irgendetwas geben, wo man die Infos geballt kriegt, dass man nicht die ganze Zeit rumgurken und rumtelefonieren muss. Ja, einfach eine Stelle, die dafür verantwortlich ist, [...] dass man nicht so viel selber irgendwie rauskriegen muss.«

Frau Meyer berichtet, dass hintergründig auch der Wunsch ihrer Eltern wirksam war, dass die Kinder vollständig die Sorge und Pflege übernehmen und insofern die Unterstützung durch Dienste von außen bis zum Schluss die zweite Wahl blieb. »Trotzdem ist es natürlich etwas anderes, als wenn ich für mich bin und nur Verwandte kommen. Dass man das natürlich eigentlich lieber haben möchte, dass die eigenen Kinder oder Enkel oder auch Schwiegerkinder sich selber so umorganisieren, dass sie einfach diese Leistung bringen können, also, dass sie das quasi machen, und zwar alles, ja. Aber das geht natürlich nicht. Das geht mal kurz oder es geht vielleicht auch mal ein paar Wochen, aber dann gehen wir alle auf dem Zahnfleisch und werden auch ungemütlich, weil man's auf Dauer halt nicht machen kann.«

Obgleich es für die Töchter und Söhne eine große Herausforderung darstellte, die Sorge für ihre Eltern zu organisieren, und obwohl es hinsichtlich der Pflegedienste immer wieder auch zu Konflikten kam, ist die Tochter der Ansicht, dass ihr Vater ein gutes Leben bis zuletzt hatte. Sie sagt: »Ich hatte den Eindruck, dass mein Papa gern gelebt hat – bis zum Schluss. Also, muss ich sagen. Er hat sich gefreut, wenn man kam, dann hat er einen angelacht […]. Er war im Sommer noch im Garten gesessen, hat seinen Geburtstag gefeiert und war auch wirklich ansprechbar und hat sich gefreut, wenn die Urenkel kamen, und er hat sie auch alle noch erkannt.« Die Freude am Leben sei geblieben, weil er in den Beziehungen habe bleiben können. Seine Tochter sagt: »Wenn einfach diese Beziehung, die man immer hatte, wenn die einfach noch da ist. Ja, also, sagen wir mal so, ich glaube, die unwichtigen Sachen hat er am schnellsten vergessen gehabt und das, was wichtig war, war ja eigentlich so die Beziehungsebene, und das war nach wie vor da.«

»Mich hat sie einige Male schon aus der Wohnung geworfen ...«

Nach dem Tod ihres Ehemanns war Frau Walter nicht mehr dieselbe; sie brach körperlich und geistig zusammen. Mit der Zeit wurde sie zunehmend vergesslich und verlor an körperlicher Kraft. Die alte Dame konnte in dieser Verfassung noch fünf Jahre zu Hause leben, vor vier Jahren ist sie in ein Pflegeheim gezogen.

Ihr Schwiegersohn, Herr Haas, erzählt, wie die Demenz angefangen hat: »Diese Geschichte mit der Demenz, die ist uns so aufgefallen, dass sie dann einfach nur noch alte Geschichten erzählt hat, als sie ein junges Mädchen war, und was alles früher war. Aber was sie heute Mittag gegessen hatte, das wusste sie nicht mehr. Da haben wir gesagt, naja, okay, das ist nicht ganz wichtig, ich weiß ja manchmal auch nicht, ob ich da Rouladen hatte oder nicht. Aber dann brannte der Herd und es wurde einfach gefährlich.«

Der Schwiegersohn erzählt weiter, dass Frau Walter schon immer etwas besserwisserisch gewesen war und das Sagen gehabt hatte, doch auch dieses Verhalten hatte sich verändert: »Mich hat sie einige Male schon aus der Wohnung geworfen. Und sie hatte keinen Grund. Ich komme mit dem Blumenstrauß an, ich sag, ›Schwiegermutter, es ist Mai! Der Frühling ist da, der Lenz ist da! Guck mal, ich komme mit Blumen ran.‹« ›Du brauchst dich gar nicht entschuldigen!‹, habe sie dann geantwortet. Er ergänzt: »Sie wurde oft bösartig. Richtig grundlos bösartig. Man ist zu ihr hingekommen, ein Tag war das so, ein Tag war das so, und da guckte sie irgendwie, und plötzlich hat sie erzählt, dass man IRGENDWAS gemacht hatte oder gesagt hatte, was ja gar nicht stimmte. Die hat also Traum und Wirklichkeit verwechselt.« Sie war auch ohne Geld einkaufen gegangen und mit Waren zurückgekommen. Sie war nachts einkaufen gegangen, um Pfannkuchen zu machen, oder hatte sich mit der Verkäuferin im Laden nebenan gestritten.

Herr Haas erinnert sich: »Wir haben einfach nicht gecheckt, was Altersgeschichten sind, Vergesslichkeit, Starrsinn, und was Demenz ist. Erst nach dem Gutachten haben wir da auch klar gesehen. Plötzlich ist es uns wie Schuppen von den Augen gefallen. Mein Gott, sind wir blöd, wir sehen es nicht! […] Wir waren da nicht in der Richtung so aufgeklärt, was Demenz ist. Man hört es ja im Fernsehen, man spricht da so, es sind ja lustige Filme, da sieht man alte Leute, die machen da Blödsinn, aber die sehen LUSTIG aus. Und da kann man mit leben. Aber dass das so negative Folgen hat, für sich persönlich gefährlich, und auch für die Umgebung ist das gefährlich. Das hat man so nicht gekannt.«

Ab diesem Zeitpunkt wollte Herr Haas es nicht mehr verantworten, dass seine Schwiegermutter allein wohnt. Sie überredeten die alte Dame, in ein Pflegeheim zu ziehen. Mit der Versorgung im Heim ist er nicht zufrieden. Die personelle Situation sei absolut unzureichend, vor allem nachts und am Wochenende. »Und dass die überlasteten Leute dann nervös werden und sagen ›Halt's

Maul, ich habe Ihnen TAUSEND mal schon gesagt, das DÜRFEN sie nicht machen!‹, ist klar. Ich denke, mein Gott, Hilfe, jetzt schreit sie die Frau da an. Aber diese Pflegekräfte haben auch nur Nerven. Zu wenige Leute.«

Insgesamt beklagt er die öffentliche Aufmerksamkeit und Unterstützung für hilfebedürftige, unter anderem alte Menschen, die seiner Ansicht nach zu gering ist. Im Heim gäbe es weiterhin zu wenige und nur unangemessene Möglichkeiten für Beschäftigung und Freizeit. Im Heim schätzt Herr Haas den Austausch mit anderen Angehörigen, insbesondere, wenn er nicht weiter weiß.

Als Frau Walter noch zu Hause lebte, hatte ein Pflegedienst sie unterstützt. Er übernahm vor allem die Körperpflege. Die Pflegekräfte waren zwar überfordert, mithilfe von etwas Schwarzgeld waren sie aber immer etwas länger bei der Schwiegermutter geblieben. Seine Frau war täglich bei Frau Walter gewesen. Freunde und Nachbarn hatten sich zurückgezogen. Dazu schildert Herr Haas: »Also, die Freunde und Nachbarn, das kann ich verstehen, die lösen sich von solchen Menschen, weil die damit nicht umgehen können. […] Und dann kam auch manchmal die Bösartigkeit, so grundlose. Keiner wollte so beleidigt werden, keiner wollte ausfallend werden, und die dachten, wenn ich da nicht hingehe, dann gibt's auch keine Probleme. Was für mich nachvollziehbar ist.«

Die Zusammenarbeit mit dem Hausarzt ist positiv verlaufen, er hatte sich viel Zeit für die Schwiegermutter, aber auch für die Angehörigen genommen. Sie bekamen viele Tipps. Die Kurzzeitpflege hatten sie nie in Anspruch genommen, weil sich die Enkelkinder an der Sorge beteiligt hatten. »Unsere Kinder, die sind auch so ein bisschen SOZIAL. Oma besuchen, Oma war wichtig. Sie haben die Oma besucht, und sie haben sie mitgenommen. Der eine Enkel hat irgendwo etwas gesungen und es gab eine Aufführung, und es hieß: ›Oma, da musst du hin, er singt da!‹« Dabei waren sie der Ansicht, dass die alte Dame kein Interesse mehr an solchen Veranstaltungen oder Themen hatte.

Frau Walter lebte in einer Zeit kurz nach dem Zweiten Weltkrieg –, dieser Zeit galt ihre Beachtung. Herr Haas erzählt: »Meine Schwiegermutter ist als junges Mädchen, mit 16 oder 17 Jahren, als ihre Eltern verstorben sind, zu ihrem Onkel gekommen. Und der Onkel, der hatte ein Schuhgeschäft. Er hat das geleitet und sie wurde da angelernt. Später hat sie die ganze Sache, die Filiale, übernommen. So, und dann ging das: Der Onkel war so, der Geselle war so. Also, NUR die Geschichte, die damals als junges Mädchen in diesen Schuhgeschäften passiert ist. Das erzählt sie immer wieder. [...] Und DAS stimmt zeitlich sicher. Ich hab's mal nachverfolgen können, wann sie dorthin gekommen ist, wann sie dann ihren Berufsabschluss gemacht hatte, das stimmt alles ganz genau, und auch die Namen der Angestellten, die kann man fragen, ich hab das mal recherchiert, das stimmt alles ganz genau.«

Herr Haas betont, wie wichtig es sei, Menschen mit Demenz mit Respekt zu begegnen. »Und ich sehe, weil ich ja so oft hingehe, ich versuche, mit den Leuten normal zu sprechen. Das sind erwachsene Menschen, sie haben eine Persönlichkeit. [...] Allgemein wichtig ist, einfach den Dementen als normalen Menschen anzusehen. Mit vollem Respekt, dem man dem Menschen gegenüber haben kann. [...] Wenn ich zu meiner Schwiegermutter hinkomme und sie ist kurz angebunden und zum Teil beleidigend, dann sag' ich mir, das ist nicht meine Schwiegermutter, das ist die Krankheit, die spricht. Die nehme ich nicht wichtig. Es tut mir zwar weh, aber nicht mehr so, ich kann damit umgehen. [...] Und da darf man nicht sagen: ›Da geh ich nicht hin, den Scheiß brauch' ich mir nicht anhören.‹ Da muss man sagen: ›Ja, das ist der Mensch, das ist das Thema.‹ Genauso, wie wenn ich mich nur noch über Schalke 04 unterhalten würde, und Sie interessiert Schalke 04 gar nicht.« Die Verpflichtung, sich zu kümmern, komme bei den Kindern aus der Situation heraus, dass die alten Menschen sich als Eltern zu früheren Zeiten auch gekümmert hatten. Nun gelte es, ihnen etwas zurückzugeben.

Nach Ansicht von Herrn Haas ist die Demenz ein möglicher Teil des Lebens, der selbstverständlich zum Leben dazugehören kann. »So ist es bei den alten Menschen wie bei meiner Schwiegermutter. Sie hat diesen Lebensabschnitt. Manche haben das nicht. Und das IST einfach ein Lebensabschnitt, das gehört zum Leben.« Deshalb müsse man das Leben so annehmen. »Also, ich wünsche mir nicht, dement zu sein. Ich würde mit meiner Schwiegermutter nicht tauschen wollen«, gibt Herr Haas zu bedenken, doch würde er dement, würde er sich damit arrangieren müssen. »Wir sind ja kein Gott, der sich was wünschen kann, der was machen kann. Man muss das also einfach mal hinnehmen, das ist das Leben.« Deshalb gelte es, damit zu leben und sich damit zu arrangieren.

Die Frage, ob seine Schwiegermutter ein gutes Leben lebe, beantwortet er wie folgt: »Ich sehe meine Schwiegermutter lachen, ja, nicht immer, aber ich sehe sie lachen. Ich sehe sie manchmal auch, wenn die Enkel kommen und sie singen irgendetwas. Das interessiert meine Schwiegermutter. Sie singt da plötzlich viel mit und sie kennt auch die Texte. So, also, ein Mensch, der singt, ein Mensch, der lacht, der hat doch Freude.«

Gegen die Angst – Erfahrungen und Bilder guten Lebens mit Demenz

Es wurde in diesem Buch immer wieder darauf verwiesen: Für viele Bürgerinnen und Bürger ist Demenz ein nicht hinnehmbarer Zustand. Die Angst vor Demenz, die in unserer Gesellschaft verbreitet ist (Corner & Bond, 2004); (Alberts & al., 2011); (Volicer, 2016), hat eine lange Geschichte und kennt verschiedene Gestalten und Bilder. Eine dominante und zugleich moderne Form, die geschilderte Angst zu bearbeiten, ist ihre Medikalisierung (Gronemeyer, 2015), die sich in der Zuweisung der Demenz als primär medizinisch zu bearbeitendes Thema, verbunden mit einem Fokus auf die medikamentöse Behandlung der Erkrankung, äußert. Dieser Umgang verweigert sich jedoch einer konstruktiven, von Akzeptanz und Differenziertheit getragenen Sicht auf ein Leben unter den in den Geschichten beschriebenen Bedingungen. Gleiches gilt für Umgangsweisen, die diese mit dem hohen Alter verbundene Erkrankung ausschließlich dem Konzept und Konstrukt der Pflegebedürftigkeit unterordnen. Im Gegensatz dazu wissen wir noch wenig über die Interpretationen eines als gut zu beschreibenden Lebens mit Demenz (Banerjee & al., 2009). Es sind jedoch gerade kritische und von Akzeptanz geprägte Sichtweisen gefragt, wollen wir angemessene Antworten auf die Herausforderungen finden, die sich daraus ergeben – individuell, gesellschaftlich und kulturell. Sicher ist, dass sich tragfähige Umgangsweisen mit den vielfältigen Herausforderungen nicht entwickeln lassen, indem wir eine von Angst, Ausgrenzung und Dämonisierung geprägte Geschichte fortführen.

Dieses Buch gründet, wie ausgeführt, auf dem Konzept des *Guten Lebens*. Die Philosophin und Rechtswissenschaftlerin Martha C. Nussbaum entwirft in ihren Arbeiten (Nussbaum & Sen, 1993); (Nussbaum, 2010); (Nussbaum, 2011); (Nussbaum, 2016) den sogenannten Befähigungsansatz. Dieser ermöglicht uns, in eine differenzierte Auseinandersetzung mit dem Thema Demenz und die verschiedenen Formen des Lebens mit Demenz einzutreten. Nussbaums Philosophie basiert auf universellen Kriterien zur Befähigung eines guten Lebens (Nussbaum, 1997); (Nussbaum, 2016). Sie gilt für alle Bürgerinnen und Bürger und besitzt daher in selbstverständlicher Weise auch für demenzbetroffene Menschen Geltung. Ein gutes Leben hängt – wie ausgeführt – dabei von den Möglichkeiten ab, ganz selbstverständlich Zugang zu essentiellen Lebenserfahrungen zu haben, verbunden mit der Chance, sie zu gestalten. Dazu gehören, Bindung zu Personen und Gegenständen einzugehen und sie aufrechtzuerhalten sowie Gefühle wie Liebe, Trauer, Sehnsucht, Dankbarkeit und Freude zu empfinden. Auch die Möglichkeit, ein Leben in Beziehungen zu gestalten und dabei verschiedene Formen sozialer und familialer Bindung einzugehen, Zeit für sich und die eigenen Interessen zu haben, spielen und entspannen zu dürfen, ist Teil des Menschseins. Vor allem die Achtung des Einzelnen durch die Gemeinschaft und die Garantie, auch bei Bedrohung und Angst leben zu können, befähigen Menschen mit Demenz, die angesprochenen Aspekte entfalten zu können.

Die acht Geschichten zeigen: Momente des Glücks, Momente guten Lebens – sie gehen nicht verloren. Die aus den Interviews mit Angehörigen von Menschen mit Demenz kondensierten Geschichten belegen in unterschiedlicher Weise, wie sich Momente guten Lebens auch unter diesen oft schwierigen Seins-Bedingungen darstellen. In ihnen finden sich Momente der Freude, etwa an Musik oder Naturerfahrungen. Ebenso machen die Geschichten deutlich, wie bedeutsam Freundschaften und Familienbeziehungen auch jenseits der eigenen Partnerschaft sind, denn hier werden Zugehörigkeit und Geborgenheit erleb- und fühlbar. Die Tochter eines Mannes mit Demenz sagt:

»Ich hatte den Eindruck, dass mein Papa gern gelebt hat – bis zum Schluss. Also, muss ich sagen. Er hat sich gefreut, wenn man kam, dann hat er einen angelacht […]. Er war im Sommer noch im Garten gesessen, hat seinen Geburtstag gefeiert und war auch wirklich ansprechbar und hat sich gefreut, wenn die Urenkel kamen, und er hat sie auch alle noch erkannt. […] Wenn einfach diese Beziehung, die man immer hatte, wenn die einfach noch da ist. Ja, also, sagen wir mal so, ich glaube, die unwichtigen Sachen hat er am schnellsten vergessen gehabt, und das, was wichtig war, war ja eigentlich so die Beziehungsebene, und das war nach wie vor da.« Diese Beziehungen lassen uns spüren, bedeutsam für andere zu sein.

Ars vivendi dementia

In den Geschichten scheinen nicht nur Aspekte der Lebensgestaltung auf, die sich auf andere Menschen beziehen. Es zeigt sich auch die Fähigkeit demenzbetroffener Menschen zur Vermittlung eines besonderen Weltverhältnisses und eines komplexen Innenlebens. In den Interviews wurde etwa die Geschichte von Herrn Martens erzählt, der Zeit seines Lebens in Hotels gearbeitet hat. Seine Tochter berichtet, dass der heute 84-jährige Mann »… auf einmal vergessen hat, wie das Laufen funktioniert. Und er war dann ständig in einer ganz anderen Zeit orientiert. […] Das war einfach seine Welt.«

Er lebte in einer Zeit 20 Jahre früher. Noch bis kurz vor dem Tod ist immer wieder ein Freund vorbei gekommen, mit dem Herr Martens seinerzeit intensiv zusammengearbeitet hatte. Der Freund »… hat ihn wirklich einfach als Freund besucht, und das war auch immer Gold wert. Sie konnten dann eben auch grad von früher gut reden, und das war dann auf jeden Fall eine Zeit, in der sich mein Vater immer sehr wohl gefühlt hat.«

Das Beispiel zeigt, wie wichtig Menschen sind, die »einen kennen«, die dadurch Menschen mit Demenz die Möglichkeit eröffnen, sich in den eigenen Erfahrungswelten selbstverständlich, frei und auf natürliche Weise zu bewegen und diese zu teilen. Die empfundenen und die Betreffenden umgebenden Lebensrealitäten vermengen sich zunehmend. Menschen mit Demenz behalten dabei jedoch die Fähigkeit, Wünsche zu vermitteln, Positionen zu beziehen und Beziehungen einzugehen. Kruse (Kruse, 2017) bezeichnet das, was dabei von betreffenden Personen aufscheint, als die sogenannten *Inseln des Selbst*. Im Einlassen auf immer neue Herausforderungen des Alltags und dem Streben, die eigenen Wünsche und Bedürfnisse – seien diese für Außenstehende nachvollziehbar oder nicht – zu artikulieren, manifestiert sich die bis in weite Stadien der Demenz zu beobachtende Tendenz zur *Selbstaktualisierung* (Kruse, 2011). Es zeigt sich, dass diese Menschen als Personen handeln, und daher auch als Personen zu behandeln sind.

Menschen, die Demenzbetroffene begleiten, sind nicht selten erstaunt über deren Fähigkeiten, bieten diese doch Anlass zur Diskussion über die Komplexität von Empfindungen und Mitteilungsbedürfnissen. An dieser Stelle sei noch einmal auf Herr und Frau Seeger verwiesen. Die Ehefrau betont:

»Mein Mann ist ganz besonders dement, also ein ganz besonderer Demenzkranker.«

Ein verletzlich gewordenes Leben auf diese Weise zu betrachten, diesem – wie im Beispiel von Herrn Martens – ein ebenbürtiges Maß an Anerkennung zukommen zu lassen, darin liegen der Schutz und die Würdigung eines Daseins begründet.

Der Philosoph Peter Sloterdijk (Sloterdijk, 1996) formulierte einst ein *Recht auf Weltferne* für Hochbetagte und Menschen mit Demenz. Dieses Recht lösen einige der in den Geschichten repräsentierten Personen mit Demenz ein. Das Bei-sich-sein, das Leben in inneren Welten, sich selbst abzugrenzen und nichts zu tun haben wollen mit den Vorstellungen der Alltagsgestaltung anderer – auch das sind Aspekte des Personseins und Ausdruck individueller Würde, die sich in den Geschichten zeigen. In den Interviews wurde etwa von Frau Walter erzählt, die seit der Demenz in einer Zeit kurz nach dem Zweiten Weltkrieg lebt. Dieser Zeit gilt ihre Beachtung.

»Meine Schwiegermutter ist als junges Mädchen, mit 16 oder 17 Jahren, als ihre Eltern verstorben waren, zu ihrem Onkel gekommen. Und der Onkel, der hatte ein Schuhgeschäft. Er hat das geleitet und sie wurde da angelernt. Später hat sie die ganze Sache, die Filiale, übernommen. So, und dann ging das: Der Onkel war so, der Geselle war so. Also, NUR die Geschichte, die damals als junges Mädchen in diesen Schuhgeschäften passiert ist. Das erzählt sie immer wieder.«

Doch ist nicht jeder Rückzug freiwillig, nicht jeder mit Wohlbefinden verbunden, und schon gar nicht ist er immer einfach für die Demenzbetroffenen und die sie begleitenden Menschen. Helmut Wallrafen und Erich Schützendorf formulieren in ihrem Buch aus den 1990er Jahren, man möge doch *in Ruhe verrückt werden dürfen* (Schützendorf & Wallrafen-Dreisow, 1991). Die Besonderheit dieses Buches liegt in der Form seiner Gelassenheit im Umgang mit Demenz. Eine ebensolche beruhigte und annehmende Form des Umgangs ist Teil der gesamtgesellschaftlichen Herausforderung und Ausdruck einer *ars vivendi dementia*.

Akzeptanz eines Lebens mit Demenz wird als kulturelle Aufgabe verstanden. Sie erfordert daher, entsprechende Lebensentwürfe mit Sinnbezügen auszustatten. Nur dann kann es gesellschaftlich gelingen, ein Leben mit Demenz als gleichwertige Lebensform anzuerkennen, ein Recht auf ein gutes Leben mit Demenz einzuüben und lebendig werden zu lassen. Genau das tun einige der befragten Angehörigen, wenn sie Demenz als einen Teil des Lebens interpretieren. Für Herrn Haas etwa, der für seine demenziell veränderte Schwiegermutter sorgt, ist die Krankheit ein möglicher Teil des Lebens, der selbstverständlich dazugehören kann.

»So ist es bei den alten Menschen wie bei meiner Schwiegermutter. Sie hat diesen Lebensabschnitt. Manche haben das nicht. Und das IST einfach ein Lebensabschnitt, das gehört zum Leben. […] Wir sind ja kein Gott, der sich was wünschen kann, der was machen kann. Man muss das also einfach mal hinnehmen, das ist das Leben.«

Demenz ist Teil des Lebens – und dabei auch ein Weg aus dem Leben.

Die geschilderte Bedeutung intakter Bezogenheit auf andere Menschen für ein gutes Leben mit Demenz wird auch innerhalb lebensgeschichtlicher Zusammenhänge deutlich. In den Geschichten, z. B. in Bezug auf die Hotellerie und den Schuhladen, manifestieren sich diese biografischen »Echos« und Anklänge. Ihre Aktivierung kann zu einer sinngebenden Gestaltung des Lebensalltags beitragen. Solche Ressourcen können Erinnerungen an prägende Ereignisse, das Lebendig-werden im Leben erworbener Identitäten und Rollen und ästhetischen Empfindungen aktualisieren. Innerhalb der Arbeit mit alten Menschen und der Alter(n)swissenschaften sind sie bereits seit Langem unter dem Stichwort der Biografiearbeit bekannt. Sie erlaubt es, innere Erfahrungswelten Demenzbetroffener zu weiten, positive Emotionen hervorzurufen und ein Leben mit Demenz zu bereichern.

Insofern bieten die insgesamt sehr eindrucksvollen Geschichten Einblicke in die empathische, kreative, wertschätzende, sich an Glücksmomenten orientierte Kunst der Lebensgestaltung von Bürgerinnen und Bürgern im Umgang mit Demenz und den an ihr erkrankten Menschen.

Leben im Gefängnis der Sorge

Die Interviews gewähren allerdings auch bedrückende Einblicke in die häufig belastenden und als ausweglos empfundenen Wirklichkeiten eines Lebens mit Demenz. Ein deutliches Beispiel hierfür ist das Gefühl der moralischen Verpflichtung, für die Begleitung und Pflege einer nahestehenden Person aufkommen zu müssen – ohne fremde Hilfe und oft bis zur Selbstaufopferung. Der 75-jährige Herr Dieter bewältigt seit zehn Jahren die Pflege und Sorge für seine Frau weitestgehend selbst. Er sagt:

»Ich habe vor Jahren auch mal einen Schlaganfall gehabt, und da hat meine Frau mich gepflegt, gut gepflegt. Und bei mir ist nichts mehr nachgeblieben, die eine Hand ist noch so ein bisschen steif oder krüpplig, aber ansonsten habe ich das sehr gut überstanden. Und deshalb, finde ich, ist das meine Pflicht, jetzt meine Frau auch zu pflegen.«

Seine Ehefrau ist seit der Demenz ausgesprochen eifersüchtig und erwartet, dass er sich aus seinem sozialen Umfeld zurückzieht. Er folgt diesen Erwartungen, obwohl er selbst andere Bedürfnisse hat.

»Wir sind 53 Jahre verheiratet. Ich will das ja auch gar nicht, und tue meiner Frau deshalb einen Gefallen. Ich spreche mit gar keinem, ob beim Kaufmann oder bei so einem Lehrgang oder so. Da sondere ich mich ab, weil ich schon gar kein Gespräch haben will mit Fremden.«

Er erzählt, er habe keine Freunde und Bekannten, keine Nachbarn, zu denen Kontakt besteht, und kaum Bezugspersonen in der Familie. Herr Dieter: »Das wird mir ja überall gesagt: ›Denken Sie mal an sich‹. Aber, ich kann nicht über meinen Schatten springen, denn ich habe selbst mal einen Schlaganfall gehabt und wir sind 53 Jahre verheiratet, also, ich kann das meiner Frau nicht antun. Ich muss damit leben. Entweder geht der eine oder der andere kaputt.«

Immer wieder werden komplizierte, zum Teil deutlich ungleiche Machtverhältnisse innerhalb von Paar- und Familienbeziehungen sichtbar, die die Handlungsspielräume v. a. für pflegende Angehörige stark einschränken. Insbesondere in häuslichen Versorgungssettings verweisen die Geschichten zudem auf deutliche Isolations- und Vereinsamungstendenzen. Über viele Jahre hat z. B. Frau Kühne die Sorge für ihren Mann selbst übernommen. Sie erzählt:

»Fremde Hilfe, das wollte ich eigentlich nicht. Ich wollte das nicht. Ich wollte das alleine schaffen.«

Nach dem Frühstück habe ihr Mann immer gern ein Nickerchen gemacht. Diese Zeit nutzte sie für Erledigungen. Die restliche Zeit verbrachte das Paar zusammen. Sie liefen täglich eine Runde im Park, ansonsten hielten sie sich ausschließlich in der Wohnung auf. »Wir waren beide eingesperrt in der Wohnung«, resümiert die alte Dame. Sie habe sich angesichts der Demenz und den damit verbundenen Aufgaben selbst gar nicht mehr erkannt.

Mehrere der Interviewten sprechen – so wörtlich – von einer Gefangenschaft, in der sie in der Begleitung ihres an Demenz erkrankten Angehörigen leben. Jansen und Klie stellten bereits 1999 heraus, dass die Häuslichkeit u. a. bei Demenz ein Doppelgesicht hat: Sie ist Schutz und Gefängnis zugleich. Verlieren sich die Bezüge zum öffentlichen und halböffentlichen Leben, entsteht eine abgekapselte, vereinseitigte Häuslichkeit, die sich auf das rein private Leben reduziert. Es entstehen Risiken und Gefahren – soziale Isolation, psychische Belastungsaufladung, verdeckte Gewalt (Jansen & Klie, 1999). In den Geschichten äußern sich die entsprechenden Risiken in hermetischen und dysfunktionalen Lebens- und Betreuungssituationen. Innerhalb dieses Problemkreises spiegelt sich auch der Zusammenhang zwischen langjähriger Pflege bzw. Betreuung und Depressivität wider (Zank, 2010). Auch der Rückzug von Freunden, Angehörigen und Nachbarn ist in den Geschichten deutlich zu erkennen. Dieser wird seit Jahrzehnten auch in der Fachliteratur beschrieben (Brodaty & Hadzi-Pavlovic, 1990); (Leong, Madjar, & Fiveash, 2001).

Pflegende Angehörige werden in vielfältiger Weise allein gelassen – das gilt für Freunde und Nachbarn gleichermaßen wie für professionelle Dienste. Einzelne Geschichten verweisen auf die als mangelhaft wahrgenommene Unterstützung durch professionelle Hilfsysteme. Die moralökonomische Funktionalität der Familienpflege (Schulz-Nieswandt, 2006), die gesellschaftliche Wertung von Sorgearbeit als unsichtbare Arbeit (Brückner, 2011) – insbesondere von Frauen – trägt ganz wesentlich dazu bei, dass sich Pflegehaushalte in eine für sie gefährliche Isolation begeben. Die fehlende Passfähigkeit professioneller Hilfen, das Ausbleiben zugehender Beratungs- und konkreter Hilfsangebote tragen das ihre dazu bei.

Die dunklen Seiten der Demenz

Neben den zuvor benannten Potenzialen und Gestaltungsmöglichkeiten lassen sich in den Geschichten gleichsam die Schattenseiten der Demenz erkennen. Trotz des berechtigten und notwendigen Hinweises auf die positiven und konstruktiven Seiten von einem Leben mit Demenz, halten die geschilderten Erfahrungen und Bilder einer generellen Romantisierung keineswegs stand. Unter dem Eindruck der Krankheit können schwierige Charakterzüge und herausfordernde Verhaltensweisen wie z. B. Aggressivität deutlich hervortreten. Trotz der häufig biografisch erklärbaren Zusammenhänge ist das belastend. So hat z. B. Herr Haas gesagt, dass seine demenziell veränderte Schwiegermutter immer wieder – so wörtlich – bösartig geworden ist.

»Mich hat sie einige Male schon aus der Wohnung geworfen. Und sie hatte keinen Grund. Ich komme mit dem Blumenstrauß an, ich sag, ›Schwiegermutter, es ist Mai! Der Frühling ist da, der Lenz ist da! Guck mal, ich komme mit Blumen ran.‹ ›Du brauchst dich gar nicht entschuldigen!«‹, habe sie dann geantwortet und sei wütend geworden.

Herr Seeger hat die Polizei beleidigt. Die Ehefrau erzählt von einer Situation im Supermarkt:

Er hat sich schon mal mit Politessen angelegt, sodass sie drauf und dran waren – also, sie hatten schon im Polizeipräsidium angerufen und um Verstärkung gebeten. Dann kam ich dazu. Er saß im Auto und hat auf mich gewartet und wir standen auf einem nicht genehmigten Parkplatz. Weil andere Leute auch daneben waren, ist mir das nicht aufgefallen. Und ja, dann haben sie ihm gesagt: ›Fahren Sie doch mal weg!‹, und dann hat er nicht gesagt:

›Ich bin hier nur der Beifahrer, ich bin gelähmt‹, das wäre eine passende Antwort gewesen, sondern: ›Höhö, machen Sie Witze?‹« Damit hatte er die Anwesenden zusätzlich provoziert. In der Konsequenz sieht die Ehefrau sich nicht mehr in der Lage, ihren Mann unbeaufsichtigt ins öffentliche Leben zu lassen. Zudem kränkt er immer wieder Freunde und Bekannte durch Beleidigungen.

Die Konfrontation des Erkrankten mit seiner Umwelt kann beschämen. Die Furcht hiervor beschneidet vielfach die Möglichkeit, am öffentlichen Leben teilzunehmen. Derartige Erfahrungen können dazu beitragen, dass sich pflegende Angehörige umso mehr in der Pflicht zur Sorge sehen, sich zurückziehen und das eigene Engagement intensivieren. In der Konsequenz bedeutet dieses Verhalten, sich der Versorgungssituation noch mehr unterzuordnen und dieser auch ausgeliefert zu sein. Ohne Unterstützung von außen können die Dynamiken für Sorgetragende eine Verdunklung eigener Lebensperspektiven und Handlungsspielräume nach sich ziehen.

Elisabeth Wappelshammer wählt in ihrer Arbeit den Begriff des Grauens, um eine spirituelle Dimension dementieller Erkrankungen zu beschreiben (Wappelshammer, 2017), die schweren und unangenehmen Seiten der Demenz. Dem dort beschriebenen Grauen kann nicht durch alleiniges Handeln begegnet werden. Derartige Aufgaben erfordern Fachlichkeit und sind zwischen informell und professionell Sorgenden zu teilen. Es wird insgesamt deutlich, dass dort am ehesten die positiven Seiten eines Lebens mit Demenz heraustreten, Aspekte guten Lebens sichtbar werden, wo es gelingt, die Sorgeaufgaben zu verteilen wie etwa im Fall von Herrn Martens.

Hilfreiche Hilfen?

Die regionale Pflegeinfrastruktur, u. a. Pflegeheime, alternative Wohnangebote, Tagespflege, Pflegedienste und Betreuungsangebote, wird mit Ausnahme von den in wenigen Geschichten relevanten Pflegediensten kaum sichtbar. Private und gesellschaftliche Deutungen und Bilder von Demenz dominieren häusliche Pflegekulturen. Professionelle Angebote, die auf Entlastung, auf Aktivierung und Beratung hin ausgerichtet sind, erreichen diese Haushalte jedoch kaum. Das ist ein ernüchternder Hinweis für all jene, die lokale Infrastrukturen der Pflege verantworten. Um mögliche regionale Unterschiede darzustellen, wurden die Interviews an verschiedenen Orten in Deutschland durchgeführt. Hierbei zeigten sich jedoch kaum relevante Unterschiede hinsichtlich des gekennzeichneten Problems. Auch die von den Pflegekassen vorgehaltenen Beratungsangebote erreichen die Haushalte der Befragten keineswegs in einer zufriedenstellenden Weise. Die Tochter von Herrn Meyer gibt z. B. zu bedenken:

»Da fragt man sich wirklich, wie das jemand macht, der nicht so viel Verwandtschaft hat, die sich so kümmern kann. […] Aber gibt's da nicht aus einer Hand einen Ansprechpartner, der einem da weiterhelfen kann?«

Frau Becker, pflegende Angehörige, sagt: »Es sagt mir keiner, was ich kriegen kann oder was ich nicht kriegen kann.«

Die Geschichten machen deutlich: Die Konzeptionen der Beratung für Pflegehaushalte muss überdacht und weiterentwickelt werden. Erschreckend deutlich wird auch das schlechte Image von stationären Pflegeeinrichtungen, das einige der Geschichten prägt. Hier ist Empörung spürbar. Es ist die Rede von demütigenden Erfahrungen. Frau Kühne z. B. hat ihren Mann zum Sterben aus dem Pflegeheim wieder nach Hause geholt. Sie sagt:

»Ich habe das einfach nicht gekonnt, ihn nochmal da [ins Pflegeheim, Anm. des Autors] hinzubringen. Das ging einfach nicht.«

So Angehörige da sind, die sich in empathischer Weise um ihre an Demenz erkrankten Angehörigen kümmern, spiegeln die dargelegten Geschichten kein gutes Bild und keine Akzeptanz von Pflegeheimen. Damit neben stationären auch weitere Pflege- und

Betreuungsangebote ihre unterstützende Wirkung entfalten können, ist es nicht zuletzt Aufgabe der Politik, diesen Gesundheitsbereich sowohl inhaltlich als auch qualitativ aufzuwerten.

Geteilte Verantwortung

Die Interviews illustrieren, dass Demenz ein selbstverständlicher Teil des Lebens ist – mit allen ihren hellen und dunklen Seiten. Ebenso helfen sie, die Krankheit als Lebensform mit eigenen Wahrnehmungs- und individuellen Ausdrucksweisen zu verstehen. Damit sind Bedingungen beschrieben, die grundlegend und wichtig für ein gutes Leben mit Demenz sind:

– erstens, dass Menschen mit Demenz als Personen anzuerkennen sind – auch wenn diese in einem anderen, für andere nicht immer nachvollziehbaren, eigenwilligen Weltverhältnis stehen.
– zweitens, dass sie damit in einer selbstverständlichen Weise einen Platz im gesellschaftlichen Alltag haben.

Wenn wir Demenz und die Sorge um Betroffene in dieser Weise verstehen, dann wird deutlich, dass die Begleitung dieser Menschen keineswegs eine rein individuelle, sondern vielmehr eine gesellschaftliche Aufgabe darstellt. Es ist notwendig, die sichtbar gewordenen Herausforderungen und Probleme von der rein individuellen Erfahrung zu lösen. Sie bedürfen einer Einspeisung in den öffentlichen Kommunikationshaushalt, um sie zu einem allgemeinen Anliegen umzuformen. Demenz ist eine gesamtgesellschaftliche sowie kulturelle Herausforderung – das unterstreichen die Interviews.

Ausblick:
Caring Community

Die Coronakrise hat wie in einem Brennglas zentrale Fragen der Sorge für und mit Menschen mit Demenz sichtbar gemacht: Ihre soziale Ausgrenzung, gesellschaftliche Stigmatisierung, Eingriffe in Grund- und Menschenrechte. Der Staat hatte den wirksamen Infektionsschutz in den Mittelpunkt seines Krisenmanagements in der epidemischen Lage gestellt, Träger von Pflegeheimen waren vielfach primär mit der Abwendung von Infektionen und der Durchsetzung der Coronaverordnungen befasst. Die Professionellen in vielen Heimen, WGs und Pflegediensten entfalteten all ihre menschenfreundliche Kreativität, um Menschen mit Demenz, die Folgen der Corona-bedingten Einschränkungen erträglich zu machen. Sie folgten einer Vorstellung von gutem Leben, wie es in diesem Buch versucht wurde zu entfalten. Gesundheit darf nicht, wie in der Coronakrise vielfältig geschehen, einseitig von einer körperlichen oder präziser formuliert, von einer virologischen Sicht auf Gesundheit geprägt sein (Netzwerk »Demenz vernetzen«, 2020). Respekt ist dem intensiven Einsatz der Virologen zu zollen, die – das verfügbare Wissen über COVID-19 auf wissenschaftliche belastbare Grundlage gestellt – evidenzbasierte Maßnahmen zum wirksamen Infektionsschutz (Stichwort: Mundschutz) verfügbar gemacht haben. Auch Schnelltests und Impfungen sind inzwischen verfügbar. Alle diese Bemühungen dürfen nicht davon ablenken, dass es unser gesellschaftliches Anliegen bleiben – oder anders gesagt: wieder werden muss –, einander als Mitmenschen und nicht nur als potentielle virologische Gefahr oder mögliche Risikoträger zu sehen und zu begegnen.

Es ist ein beängstigendes Phänomen, dass Menschen mit Demenz, aber letztlich alle über 65-Jährigen in der Coronakrise pauschal, fremddefiniert und über die aktuelle Phase der ersten Hygieneschutzmaßnahmen hinaus als Teil einer Risikogruppe galten und gelten. Es wurde bereits ausgeführt: Menschen mit Demenz und hochbetagte Bürgerinnen und Bürger zu Schutzbedürftigen zu erklären, ist mit der Gefahr ihrer systematischen Ausgrenzung und Diskriminierung verbunden. Wir wissen, und es wurde ausführlich dargetan: Soziale Isolation, von Angst geprägte Begegnung, die Versagung von körperlicher Nähe und Berührung – sie können krank machen. Die Coronakrise macht deutlich: Einfache Lösungen gibt es nicht für das Spannungsfeld zwischen Infektionsschutz und Bedingungen guten Lebens. Allein staatlich dekretierte Hygieneregime bieten keine Lösungen. Wir brauchen einen breiten gesellschaftlichen Diskurs um die Frage, wie wir – unter Coronavorzeichen, aber hoffentlich auch in der Zeit nach Corona – mit Demenz und Menschen mit Demenz leben wollen und können. Die Debatten um die Möglichkeit der Lockerung der Shutdowns und des »Wiederhochfahrens« der Gesellschaft verweisen auf die kontroversen und unterschiedlichen Haltungen, in der Politik, aber auch in der Bevölkerung: Angehörige in Heimen, aber auch alle Bewohner können erbittert darüber streiten, ob die Besuchseinschränkungen wieder aufgehoben, gelockert oder beibehalten werden sollen. Diese Debatten und Diskussionen müssen geführt werden – und das mit dem Anliegen, die physischen, die psychischen, sozialen aber auch spirituellen Bedürfnisse von Menschen wahr- und ernst zu nehmen und sie auszubalancieren.

Sorge unter Vorzeichen von Corona findet in Spannungsfeldern statt. Im Spannungsfeld zwischen Fürsorge und Selbstbestimmung. Totaler Schutz bedeutet Exklusion und Diskriminierung (Netzwerk »Demenz vernetzen«, 2020). Es gibt (leider) keine Zahlen darüber, wie viele Menschen mit Demenz an den Folgen des Infektionsschutzregimes gestorben sind und nicht an COVID-19. Die COVID-19-Pandemie birgt die Gefahr in sich, dass das in diesem Buch zur Grundlage gemacht biopsychosoziale Modell eines Menschen durch die alleinige Orientierung an einem biomedizinisch virologischen Verständnis aufgegeben wird. Wir müssen in familiären, nachbarschaftlichen und kommunalen, aber auch im nationalen Zusammenhang darum ringen, wie wir würdevolle Formen der persönlichen Begleitung und Sorge realisieren können.

COVID-19 hat auch in Deutschland deutlich gemacht, wie fragil und fragmentarisch die Hilfen für Menschen mit Demenz sind. Osteuropäische Haushaltshilfen konnten in Coronazeiten nicht mehr einreisen – sie sind überdies zumeist illegal in Deutschland tätig und verweisen auf ein strukturelles Systemversagen in der häuslichen Pflege. Immer noch längst nicht bedarfsdeckend ausgebaute Tages- und Nachtpflegestrukturen waren von jetzt auf gleich nicht mehr verfügbar. Familien waren ebenso wie in Zeiten der Schul- und Kindertagesstättenschließung darauf verwiesen, ihre Menschen mit Demenz (wieder) vollständig selbst zu versorgen. Es ist vielfach erstaunlich gut gelungen. Vielerorts haben sich zivilgesellschaftliche Initiativen gebildet, die den Shutdown des ohnehin fragilen Pflegesystems aufgefangen haben. Schon länger wird von Caring Communities, von sorgenden Gemeinschaften gesprochen (Klie, 2014). Auch das lehrt Corona, dass wir ohne entsprechende solidarische Kulturen und Strukturen vor Ort keine tragfähigen Antworten auf die Herausforderung, Bedingungen guten Lebens für Menschen mit Demenz zu schaffen, finden werden. In den Quartieren und Dörfern, in denen Strukturen einer Caring Community bereits entwickelt wurden, konnten die Coronafolgen wesentlich besser aufgefangen werden als an Orten, denen es einer entsprechenden sozialen und solidarischen Architektur der örtlichen Gesellschaft fehlte.

COVID-19 hat aber auch deutlich gemacht: Unser stark ökonomisiertes und kommerzialisiertes Pflegesystem ist zwar in quantitativer Hinsicht leistungsfähiger geworden als zu früheren Zeiten, aber durchaus nicht in qualitativer Hinsicht. Die prekäre Personalsituation in Einrichtungen der Langzeitpflege, die Abrechnungslogik ambulanter Pflegedienste: Sie zeigte sich auch unter COVID-19-Vorzeichen in ihren hochproblematischen Folgen. Da, wo Zeit, da, wo Behutsamkeit gefragt war und ist, herrschten vielerorts Zeitknappheit und enge ökonomische Vorgaben. Nichts gegen Effizienz und Effektivität. Die Ökonomisierung und

Kommerzialisierung des Denkens hat auch die Langzeitpflege in Deutschland erreicht. Doch: Geht es um berechtigte Renditen oder Gewinnmaximierung? Auf welche Ziele sind die Träger mit ihren Einrichtungen und Diensten ausgerichtet? In der Rückbindung auf die zentralen sozialstaatlichen Zielsetzungen, der Grundrechtsverwirklichung des Individuums, dürfen die dominanten Sachziele bei gemeinwirtschaftlichen Unternehmen nur lauten: Maximiere unter der Bedingung der Kosteneffizienz die Effektivität im Sinne der Ziele (Bedarfe der Zielgruppen) (Schulz-Nieswandt, 2020, S. 14). Wir müssen uns fragen (lassen): Worum geht es? Bedingungen guten Lebens, ein Leben mit Demenz, das zählt. Verbreitete Renditeerwartungen, die in der Langzeitpflege um sich gegriffen haben, passen nicht zu dieser Sachzieldominanz.

Das zeigt sich gerade unter Vorzeichen von Corona zum Teil dramatisch: Das Legen einer PEG-Sonde, weil die zeitintensive Unterstützung bei der Nahrungsaufnahme wegen Ausfall von Angehörigen personell nicht möglich war. Die Kündigung von Menschen mit Demenz, weil die Betreuung unter betriebswirtschaftlichen Gesichtspunkten nicht zumutbar sei.[7] Wenn global agierende Private Equity Fonds den deutschen Pflegemarkt, weitgehend ohne staatliche Kontrollmöglichkeit mit ins Ausland abfließenden, zum Teil exorbitanten Gewinnen zu dominieren beginnen, dann stellt sich die sozialethische Frage: Inwieweit verbietet es sich, menschliche Zustände des Ausgeliefertseins als einen wirtschaftlichen Erwerbsfaktor zu nutzen oder zu behandeln (Remmers, 2019)? Die Logik der Qualitätssicherung, die in ambulanten und stationären Versorgungsformen gerade auch in der Versorgung von Menschen mit Demenz Eingang gefunden haben, haben pflegerische Dienstleistungen zu quasi industrialisierten, zeitlich extrem getakteten Organisationsformen technisch-gewerblicher Arbeits- und Produkti-

---

7 Vgl. OVG Oldenburg, Urteil vom 28.05.2020, Az. 1 U 156/19.

onsprozesse umgeformt (Remmers, 2019). Wenn aber, wie sich bei Menschen mit Demenz in besonderer Weise zeigt, eine besondere Kunst der Sorge gefragt ist, Pflege in ihrem Kern Interaktionskunst ist, ist dies mit klassischen erwerbswirtschaftlichen und technischen Dienstleistungslogiken nicht vereinbar. Nicht dass nicht auch gewerblich betriebene Heime und Pflegedienste gute Arbeit leisten. Auch gemeinnützige Träger haben sich vielfach auf die Logik eines ökonomisierten und kommerzialisierten Pflegemarktes eingelassen. Es handelt sich bei Pflege und Sorge, bei Leistungen der sozialen Unterstützung und Assistenz (fälschlicherweise Betreuung genannt) nicht um klassische Dienstleistungen. Auch ist die Rede vom Kunden irreführend: Menschen mit Demenz haben nicht die Wahl. Sie sind existentiell angewiesen auf eine einfühlsame Sorge – sei es durch An- und Zugehörige oder durch beruflich Tätige. Der Kundenbegriff versagt vollständig, wenn es um Menschen mit Demenz geht. Nichts gegen Freundlichkeit, nichts gegen guten Service: Im anthropologischen Kern geht es um Antworten auf die Verletzlichkeit eines Menschen und um das Bemühen, ihn auf dem Weg mit und durch eine Demenz zu begleiten. Aus der Bereitschaft zu Solidarität, Empathie und der Möglichkeit, personenzentrierte Hilfen zu gestalten, lebt die Motivation, einen helfenden Beruf zu ergreifen. Es ist auch nicht allein das Geld, das Pflege und andere soziale Berufe attraktiv macht. Die Forderung nach einem Einstiegsgehalt von 4000 Euro für alle Pflegekräfte, die in Coronazeiten von Pflegeverbänden erhoben wurde, greift zu kurz. Wir haben es heute schon mit einem Personalnotstand in der Pflege zu tun. Dieser ist, wie Hartmut Remmers zutreffend beschreibt, nicht nur Ausdruck schlechter Bezahlung von Pflegekräften. Pflegefachkräfte werden grundsätzlich auch nicht schlecht bezahlt. Ihre Ausbildungsvergütung ist gegenüber allen anderen Berufen die höchste. Prekär ist die Bezahlung von nichtausgebildeten Pflegehilfskräften in

Teilzeit. Die Coronakrise hat zu einer deutlichen Erhöhung der Nachfrage nach Ausbildungsplätzen in der Pflege geführt. Das ist erfreulich, nachdem die Zahlen regional in der letzten Zeit abgesunken waren. Der Personalmangel wird aber eines der großen Probleme bleiben. Und er erklärt sich auch aus einer tiefgreifenden soziokulturellen Motivationskrise, wie Hartmut Remmers es formuliert.

Spätmoderne Gesellschaften sind durch Erosionsprozesse charakterisiert. Es »dringen systemische Steuerungsmedien wie Geld und Macht zunehmend in jene für die soziale Reproduktion bestandswichtigen lebensweltlichen Fundamente ein und zehren sie aus« (Remmers, 2019). Pflegearrangements – seien sie informell oder professionell – leben von Motivation und Persönlichkeitsdisposition (Mitgefühl, Solidarität, Anteilnahme), deren soziokulturelle Fundamente zusehends unterspült würden. Unter diesen Bedingungen wird mit dauerhaft bestehenden persönlichen Antriebsressourcen für die Ausübung pflegeberuflicher Tätigkeit mit hoher psychischer Beanspruchung immer weniger zu rechnen sein. Schon in der Einleitung wurde darauf verwiesen, dass die zunehmende Zahl von Menschen mit Demenz unsere Gesellschaft vor grundlegende Herausforderung stellt. Nur wenn wir das Ringen um Bedingungen guten Lebens in der Mitte der Gesellschaft vor Ort verankern, wie es in Teilen in der Coronapandemie geschehen ist, kann es gelingen, koproduktiv im Zusammenwirken von An- und Zugehörigen, Nachbarschaften, Professionellen und anderen beruflich Tätigen sowie einer vitalen Zivilgesellschaft etwas von dem zu realisieren, dass Menschen mit Demenz Ja sagen können zu ihrem Leben. Die Delegation an den Markt, die Übertragung der Verantwortung allein auf den Staat und seine Agenturen verspricht allein keine Perspektiven. Wir brauchen einen leistungsfähigen, gerade was Menschen mit Demenz anbelangt auch besser ausgestatteten und ressourcenstärkeren Sozialstaat. Aber weder in der staatlich-administrativen Logik der Regulierung noch in einer erwerbswirtschaftlichen und renditeorientierten Marktlogik werden sich Bedingungen guten Lebens für Menschen strukturell gewährleisten lassen. Auch der ideologische Rückgriff auf die Familie als größte Pflegestelle der Nation gewährleistet in keiner Weise gute Bedingungen für ein Leben mit Demenz – weder für die Betroffenen selbst, noch für die An- und Zugehörigen.

Es braucht das Leitbild einer sorgenden Gesellschaft, die das Ringen um Bedingungen guten Lebens für Menschen mit Demenz in kulturellen und politischen Aushandlungsprozessen aufgreift. Das Bild der demenzfreundlichen Kommune, von der »Aktion Demenz« vielfältig ausbuchstabiert und experimentiert, in der Allianz für Demenz mit vielen guten Beispielen versehen: Es steht nicht nur für Sitzbänke oder im Umgang mit Demenz geschulte Polizei und Kassiererinnen an der Supermarktkasse. Es steht im Sinne einer Caring Community für eine Kommune, die sich des Themas »Demenz« in seiner Vielschichtigkeit annimmt, Demenz als Lebensform anerkennt und insofern für ein Recht auf Demenz eintritt und so seinen Gewährleistungsverpflichtungen nachkommt.

Selbstverständlich ist das mit der demenzfreundlichen Kommune und der Caring Community allerdings keineswegs. Reimer Gronemeyer schreibt im Demenz-Magazin kritisch: »Hören wir auf zu träumen!« (Gronemeyer, 2020). Keineswegs haben sich überall zivilgesellschaftliche Initiativen durchgesetzt. Sie pragen nicht die Umgangsformen, die Befassungen und die Rede vom Menschen mit Demenz. Ehrenamtliche sollen in Heimen mithelfen, Sicherungslücken kompensieren. Die Vorstellung, es würden sich zivilgesellschaftliche Aufbrüche kumulieren und die Situation der Menschen mit Demenz und ihrer Angehörigen ganz generell verbessern, das war und ist ein Traum. Es gibt Anlass zur Sorge um die Menschen mit Demenz. Auch darum dieses Buch und darum der Titel: Recht auf Demenz. Eine Gesellschaft im Krisenmodus macht gegebenenfalls auch Menschen mit Demenz zu

Opfern. Bei der Triage-Problematik in Bezug auf COVID-19-Erkrankte brach dieses Thema erneut auf. Wir werden es wahrscheinlich mit einer Rezession zu tun haben. Wie wirkt sie sich auf die ambulante und stationäre Pflege aus? Nach Corona wird es nicht so sein wie vorher, und die Erwartung, man könnte mit einem weiteren Ausbau des Sozialstaates, mit der Verbesserung der Personalsituation in Heimen die Probleme der Versorgung von Menschen mit Demenz lösen: Sie werden allein nicht tragen. Seit Jahrzehnten wird um eine bedarfsgerechte Personalbedarfsermittlung gestritten: Weil sie Geld kostet. Es gibt keine einfachen Lösungen für die Herausforderung, die uns ein Leben mit Demenz aufgibt. Generell steht Demenz für die Tatsache, dass es Konflikte geben kann, die nicht aus der Welt zu schaffen sind (Gronemeyer, 2020). Demenz, so formuliert es Gronemeyer, ist insofern eine bittere Arznei für die Macher-Gesellschaft. Vielleicht kann sie aber auch heilsam wirken, da sie innehalten lässt, da sie zum Nachdenken über unser Menschenbild einlädt und darauf verweist, dass die Sorge um verletzliche, um vulnerable Menschen nicht delegationsfähig ist. Auch mit der sicherlich in Teilen hilfreichen Digitalisierung, die im Zentrum der Nationalen Demenzstrategie steht, können sich mitnichten alle Fragen lösen lassen. Sicher, mit Telemedizin lässt sich eine bessere Kooperation zwischen Pflege und Medizin ermöglichen. Auch können wir mit Trackingsystemen die Mobilität von Menschen mit Demenz erhöhen. Eine Antwort auf die Frage, wie wir solidarische Formen zivilgesellschaftlicher Solidarität und Sorge gestalten können, gibt uns all dies nicht. Wir sind und bleiben in unserer Gesellschaft gefragt, um die Bedingungen guten Lebens für Menschen mit Demenz zu ringen. Die drohende Rezession, die begrenzter werdenden staatlichen Mittel werden uns zu neuen Konzepten, zu neuen Denkweisen und neuen Formen gemeinschaftlicher Sorge führen. Gute Beispiele dafür gibt es viele. Es bleibt zu hoffen, dass sie nicht nur Nachahmer finden, sondern kulturprägend wirken.

Anhang

Literaturverzeichnis

Alberts, N. M., & al. (2011). Dementia anxiety among older adult caregivers: an exploratory study of older adult caregivers in Canada. *International psychogeriatrics 23 (6); DOI: 10.1017/S1041610211000299*, S. 880–886.

Arend, S. (2005). *Hausgemeinschaften – vom Modellversuch zur Regelversorgung. Ein Praxisbericht.* Hannover: Vincentz Network.

Banerjee, S., & al. (2009). What do we know about quality of life in dementia? A review of the emerging evidence on the predictive and explanatory value of disease specific measures of health related quality of life in people with dementia. *International journal of geriatric psychiatry 24 (1); DOI: 10.1002/gps.2090*, S. 15–24.

Bauer, J. (2019). Die Alzheimer-Krankheit als psychobiologisches Geschehen. Eine ganzheitliche Perspektive. In H. Walach, & M. Loef, *Demenz – Prävention und Therapie. Ein Handbuch der komplementärmedizinischen und nichtmedikamentösen Verfahren.* (S. 33–46). Essen: KVC Verlag.

Becker, S., Kaspar, R., & Kruse, A. (2006). Die Bedeutung unterschiedlicher Referenzgruppen für die Beurteilung der Lebensqualität demenzkranker Menschen. Kompetenzgruppenbestimmung mit HILDE. *Zeitschrift für Gerontologie und Geriatrie (39)*, S. 350–357.

Bickel, H. (2020). *Informationsblatt 1: Die Häufigkeit von Demenzerkrankungen.* Von Deutsche Alzheimer Gesellschaft e. V., Selbsthilfe Demenz: https://www.deutsche-alzheimer.de/fileadmin/alz/pdf/factsheets/infoblatt1_haeufigkeit_demenzerkrankungen_dalzg.pdf abgerufen

Binding, K., & Hoche, A. (1920). *Die Freigabe der Vernichtung lebensunwerten Lebens. Ihr Maß und ihre Form.* Leipzig: Meiner.

Blondell, S., Hammersley-Mather, R., & Veerman, L. (27. Mai 2014). Does physical activity prevent cognitive decline and dementia? A systematic review and meta-analysis of longitudinal studies. *BMC Public Health 14 (1)*, S. 510.

Brandenburg, H. (2013). Lebensqualität von Menschen mit schwerer Demenz in Pflegeoasen. Empirische Ergebnisse und methodische Implikationen. *Zeitschrift für Gerontologie und Geriatrie 46 (5)*, S. 417–424.

Brandenburg, H., & Adam-Paffrath, R. (Hrsg.). (2013). *Pflegeoasen in Deutschland. Forschungs- und handlungsrelevante Perspektiven zu einem Wohn- und Pflegekonzept für Menschen mit schwerer Demenz.* Hannover: Schlütersche Verlagsgesellschaft.

Brodaty, H., & Hadzi-Pavlovic, D. (1990). Psychosocial effects on carers of living with persons with dementia. *The Australian and New Zealand journal of psychiatry 24 (3), DOI: 10.3109/00048679009077702*, S. 351–361.

Brückner, M. (2011, 4. Aufl.). Care – Sorgen als sozialpolitische Aufgabe und soziale Praxis. In H.-U. Otto, & H. Thiersch (Hrsg.), *Handbuch Soziale Arbeit. Grundlagen der Sozialarbeit und Sozialpädagogik* (S. 207–213). München: Reinhardt Verlag.

Bubolz-Lutz, E., Gösken, E., Kricheldorff, C., & Schramek, R. (2010). *Geragogik. Bildung und Lernen im Prozess des Alterns. Das Lehrbuch.* Stuttgart: Kohlhammer.

Bundesministerium für Familie, S. F. (2006). *Charta der Rechte hilfe- und pflegebedürftiger Menschen*. Berlin.

Bundesministerium für Familie, S. F. (Hrsg.). (2010). *Sechster Bericht zur Lage der älteren Generation in der Bundesrepublik Deutschland. Altersbilder in der Gesellschaft. Sachverständigenkommission »Sechster Altenbericht der Bundesregierung«*. Berlin: Bundesdrucksache, 17/3815.

Bundesministerium für Familie, S. F. (Hrsg.). (2016a). *Siebter Bericht zur Lage der älteren Generation in der Bundesrepublik Deutschland. Sorge und Mitverantwortung in der Kommune – Aufbau und Sicherung zukunftsfähiger Gemeinschaften*. Berlin: Bundesdrucksache 18/10210.

Bundesministerium für Familie, S. F. (Hrsg.). (2016b). *Zweiter Engagementbericht 2016. Demografischer Wandel und bürgerschaftliches Engagement: Der Beitrag des Engagements zur lokalen Entwicklung. Zentrale Ergebnisse*. Berlin, 1. Aufl.

Corner, L., & Bond, J. (Mai 2004). Being at risk of dementia. Fears and anxieties of older adults. *Journal of Aging Studies 18 (2); DOI: 10.1016/j.jaging.2004.01.007*, S. 143–155.

Degener, T., & Miquel, M. v. (2019). *Aufbrüche und Barrieren. Behindertenpolitik und Behindertenrecht in Deutschland und Europa seit den 1970er Jahren*. Bielefeld: transcript.

Dementi – Demenzbetroffene in eigener Sache: In die Öffentlichkeit gehen. Für sich und andere sprechen und Gehör finden, Wertschätzung erhalten und mitmischen! (2019). *Demenz – Das Magazin (41)*, S. 20–23.

Deutsche Gesellschaft für Pflegewissenschaft e. V. (DGP). (2020). Von S1 Leitlinie. Soziale Teilhabe und Lebensqualität in der stationären Altenhilfe unter den Bedingungen der COVID-19-Pandemie. Langfassung. AWMF-Registernr.: 184 001: www.awmf.org/uploads/tx_szleitlinien/184-001l_S1_Soz_Teilhabe_Lebensqualitaet_stat_Altenhilfe_Covid-19_2020-08_1 abgerufen

Deutsche Gesellschaft für Psychiatrie und Psychotherapie, Psychosomatik und Nervenheilkunde (DGPPN), Deutsche Gesellschaft für Neurologie (DGN) (Hg.). (2016). Von https://www.awmf.org/uploads/tx_szleitlinien/038-013l_S3-Demenzen-2016-07 abgerufen

Dibelius, O., & Piechotta-Henze, G. (2020). Care Work in Deutschland. In O. Dibelius, & G. Piechotta-Henze (Hrsg.), *Menschenrechtsbasierte Pflege. Plädoyer für die Achtung und Anwendung von Menschenrechten in der Pflege* (S. 35–44). Bern: Hogrefe.

Dick, J. (2020). Mobilisierung von Recht in der Pflege. In O. Dibelius, & G. Piechotta-Henze (Hrsg.), *Menschenrechtsbasierte Pflege. Plädoyer für die Achtung und Anwendung von Menschenrechten in der Pflege* (S. 87–98). Bern: Hogrefe.

DNQP, Büscher, A., Blumenberg, P., Krebs, M., Moers, M., Möller, A. & al. (2018). *Expertenstandard Beziehungsgestaltung in der Pflege von Menschen mit Demenz*. (D. N. Pflege, Hrsg.) Osnabrück.

Dörner, K. (2007). *Leben und sterben, wo ich hingehöre. Dritter Sozialraum und neues Hilfesystem*. Neumünster: Paranus-Verlag der Brücke Neumünster (Edition Jakob van Hoddis).

Dziuk, A. (2019). *Das Ting*. München: bold.

Eckardt, R., & al. (2014). Polypharmazie und Arzneimitteltherapiesicherheit im Alter. Strategien zur Verbesserung. *Zeitschrift für Gerontologie und Geriatrie 47 (4), DOI: 10.1007/s00391-013-0562-0*, S. 293–301.

Frankl, V. E. (1972). *Der Wille zum Sinn. Ausgewählte Vorträge über Logotherapie. Unter Mitarbeit von Elisabeth Lukas.* Bern: Huber.

Fussek, C., & Schober, G. (2013). *Es ist genug! Auch alte Menschen haben Rechte.* München: Knaur.

Gerlach, A., Köpke, S., Haut, A., & Meyer, G. (2009). Praxisleitlinie zur Vermeidung von freiheitseinschränkenden Maßnahmen in der beruflichen Altenpflege. *Hallesche Beiträge zu den Gesundheits- und Pflegewissenschaften (8)*, S. 161–167.

Gerontologie, D. G., Deutsche Gesellschaft für Psychiatrie, D. G., & Neurologie, D. G. (Hrsg.). (2020). *Einwilligung von Menschen mit Demenz in medizinische Maßnahmen. Interdisziplinäre S2k-Leitlinie für die medizinische Praxis.* Stuttgart: Kohlhammer.

Glaeske, G. (2011). Missbrauch von Neuroleptika. Gefährliche Medikamente statt Betreuung für Demenzkranke. *Dr. med. Mabuse 36 (193)*, S. 42.

Gray, B., Sarnak, D., & Burgers, J. (29. Mai 2015). *Home Care by Self-Governing Nursing Teams: The Netherlands' Buurtzorg Model.* Von The Commonwealth Fund: www.commonwealthfund.org/publications/case-study/2015/may/home-care-self-governing-nursing-teams-netherlands-buurtzorg-model abgerufen

Gronemeyer, R. (2013). *Das 4. Lebensalter. Demenz ist keine Krankheit.* München: Pattloch.

Gronemeyer, R. (2015). Warum die Demenz medikalisiert wird. *Archiv für Wissenschaft und Praxis der sozialen Arbeit 46 (1)*, S. 28–39.

Gronemeyer, R. (2020). Hören wir auf zu träumen! *Demenz – Das Magazin (46)*, S. 60–62.

Harris, R., & al. (1995). *Heime zum Leben. Wege zur bewohnerorientierten Qualitätssicherung.* Hannover: Vincentz Network.

Haubner, T. (2017, 1. Aufl.). *Die Ausbeutung der sorgenden Gemeinschaft. Laienpflege in Deutschland.* Frankfurt/Main: Campus-Verlag.

Helmrich, C. (Hrsg.). (2017, 1. Aufl.). *Die Verfassungsbeschwerden gegen den Pflegenotstand. Dokumentation und interdisziplinäre Analysen.* Baden-Baden: Nomos.

Hoffmann, B., & Klie, T. (2012, 2. Aufl.). *Freiheitsentziehende Maßnahmen im Betreuungs- und Kindschaftsrecht. Voraussetzungen, Verfahren, Praxis.* Heidelberg: C. F. Müller.

Hummel, K. (1982). *Öffnet die Altersheime! Gemeinwesenorientierte, ganzheitliche Sozialarbeit mit alten Menschen.* Weinheim, Basel: Beltz Verlag.

Hummelsberger, J. (2019). Chinesische Medizin zur Vorbeugung und Behandlung von Demenz. In H. Walach, & M. Loef (Hrsg.), *Demenz – Prävention und Therapie. Ein Handbuch der komplementärmedizinischen und nichtmedikamentösen Verfahren* (S. 325–348). Essen: KVC Verlag.

Hüther, G. (2019, 1. Aufl.). *Raus aus der Demenzfalle!* Oktober.

Jann, A. (2015). Age-Wohnmatrix. Bedürfnisse statt Begriffe ins Zentrum stellen. *Zeitschrift für Gerontologie und Geriatrie 48 (2)*, S. 164–168.

Jansen, B., & Klie, T. (1999). Häuslichkeit. Berichte und Fragen an Soziale Gerontologie und Pflegewissenschaft. In B. Jansen, F. Karl, H. Radebold, & R. Schmitz-Scherzer (Hrsg.), *Soziale Gerontologie. Ein Handbuch für Lehre und Praxis* (S. 521–539). Weinheim, Basel: Beltz.

Jens, I. (2016, 1. Aufl.). *Langsames Entschwinden. Vom Leben mit einem Demenzkranken.* Hamburg: Rowohlt.

Jens, W., & Küng, H. (2010). *Menschenwürdig sterben. Ein Plädoyer für Selbstverantwortung.* München: Piper.

Kendel, A. (2016). Das Walzbachtaler Modell – Ambulante »Rund-im-die-Uhr-Betreuung« im Landkreis Karlsruhe. In *Case Management (3)* (S. 139–141).

Kersting, K. (2020). Pflegefachlicher Anspruch und moralische Desensibilisierung. In O. Dibelius, & G. Piechotta-Henze (Hrsg.), *Menschenrechtsbasierte Pflege. Plädoyer für die Achtung und Anwendung von Menschenrechten in der Pflege* (S. 227–240). Bern: Hogrefe.

Klie, T. (1997). Vom Umgang mit dem Recht in der Sozialen Arbeit. Zugleich ein Versuch, den Beitrag der Rechtswissenschaft zur Sozialarbeitswissenschaft zu beleuchten. In J. Walter (Hrsg.), *Sozialarbeit, Sozialpädagogik als Studium und Wissenschaft. Entwicklungen – Perspektiven – Profile* (S. 79–89). Freiburg/Br.: Kontaktstelle für Praxisorientierte Forschung an der EFH.

Klie, T. (2009). Mythos »Aufsichtspflicht« – Kinder haften für ihre Eltern? *Bausteine. demenz (2)*, S. 4–7.

Klie, T. (2014). Sorgende Gemeinschaft – Blick zurück oder nach vorne? Geteilte Verantwortung oder Deprofessionalisierung? Was steckt hinter den Caring Communities? *Praxis Palliative Care (23)*, S. 20–22.

Klie, T. (2015, 1. Aufl.). Welfare Mix. Elf Thesen. In A. Klein, R. Sprengel, & J. Neuling (Hrsg.), *Engagement und Welfaremix – Trends und Herausforderungen. Jahrbuch Engagementpolitik 2015*, S. 28–31. Schwalbach am Taunus: Wochenschau-Verlag.

Klie, T. (2017b). Freiheit und Fürsorge. Der Umgang mit dem Recht in der Pflege von Menschen mit Demenz sollte nicht von Haftungsängsten bestimmt sein, sondern von einem souveränen Einsatz der eigenen Fachlichkeit. *Altenpflege DOSSIER (11)*, S. 6–11.

Klie, T. (18. November 2019a). Ambulant betreute Wohngemeinschaften. Hybride Versorgungsform in rechtlicher Gemengelage. *Zeitschrift für Gerontologie und Geriatrie.* DOI: 10.1007/s00391-019-01649-6.

Klie, T. (2019b). Im Rückblick: 25 Jahre Pflegeversicherung. In A. Storm (Hrsg.), *Pflegereport 2019. 25 Jahre Pflegeversicherung: Kosten der Pflege – Bilanz und Reformbedarf. Beiträge zur Gesundheitsökonomie und Versorgungsforschung* (S. 5–18). Heidelberg: medhochzwei Verlag.

Klie, T. (2019c). Krankenhausstandards im Pflegeheim: Hygienemaximierung versus Wohnorientierung. Der Heimbewohner als Kontaminierungsrisiko nach der Biostoffverordnung? *Pro Alter 51 (3)*, S. 22–25.

Klie, T. (2019d). Pflegereport 2019. 25 Jahre Pflegeversicherung: Kosten der Pflege – Bilanz und Reformbedarf. Beiträge zur Gesundheitsökonomie und Versorgungsforschung (30). In A. Storm (Hrsg.). Heidelberg: medhochzwei Verlag.

Klie, T. (2019e). *Wen kümmern die Alten? Auf dem Weg in eine sorgende Gesellschaft.* München: Droemer Taschenbuch.

Klie, T. (2020a). Caring Community. Beliebiger Dachbegriff oder tragfähiges Leitbild in der Langzeitpflege? (B. f. Bildung, Hrsg.) *Pflege. Praxis – Geschichte – Politik. Aus Politik und Zeitgeschichte, APuZ*, S. 26–41.

Klie, T. (2020b). Des Menschen Recht. Die pflegerechtliche und pflegeethische Orientierung haben sich an der Verfassung und den Menschenrechten zu orientieren – auch in Corona-Zeiten. *sgp REPORT 3 (12)*, S. 7.

Klie, T. (2020c). Menschenrechte, Pflege und die Pflegeversicherung. In O. Dibelius, & G. Piechotta-Henze (Hrsg.), *Menschenrechtsbasierte Pflege. Plädoyer für die Achtung und Anwendung von Menschenrechten in der Pflege* (S. 75–86). Bern: Hogrefe.

Klie, T. (2020d). Osteuropäische Haushaltshilfen. Symptom von Strukturproblemen? *Soziale Sicherheit 69 (6)*, S. 220.

Klie, T., & al. (2013). *Abschlussbericht zum Forschungsvorhaben ReduFix ambulant – Sicherheit und Lebensqualität in der häuslichen Versorgung von älteren Menschen mit Hilfe und Pflegebedarf.* Freiburg/Br., Frankfurt: Bundesministerium für Bildung und Forschung.

Klie, T., & Arend, S. (Hrsg.). (2017). *Wer pflegt Deutschland? Transnationale Pflegekräfte – Analysen, Erfahrungen, Konzepte.* Hannover: Vincentz Network (Altenheim).

Klie, T., & Büscher, A. (2019). Subjektorientierte Qualitätssicherung in der Langzeitpflege. *NDV Nachrichtendienst des Deutschen Vereins für öffentliche und private Fürsorge e. V. 99 (3)*, S. 114–119.

Klie, T., & Scholz-Weinrich, G. (1991). *Wider den Pflegefall. Dokumentation einer Kampagne.* Köln: KDA.

Klie, T., Bruker, C., & Wernicke, F. (2017a). *DAK-Pflegereport 2017. Gutes Leben mit Demenz: Daten, Erfahrungen und Praxis.* (A. Storm, & DAK-Gesundheit, Hrsg.) Heidelberg: medhochzwei Verlag.

Kraft, K. (2019). Optionen der Phytotherapie. In H. Walach, & M. Loef (Hrsg.), *Demenz – Prävention und Therapie. Ein Handbuch der komplementärmedizinischen und nichtmedikamentösen Verfahren* (S. 233–248). Essen: KVC Verlag.

Kreuzer, A. (2014). Missstände in der Heimpflege – Reform der Pflege und Pflegekontrolle. *Zeitschrift für Rechtspolitik 47 (6)*, S. 174–177.

Kruse, A. (2011). Selbst und Selbstaktualisierung. In M. Kojer, & M. Schmidl (Hrsg.), *Demenz und Palliative Geriatrie in der Praxis. Heilsame Betreuung unheilbar demenzkranker Menschen* (S. 295–309). Heidelberg: Springer.

Kruse, A. (2015). Der Demenzkranke als Mitmensch. The Person with Dementia as a Fellow Human Being. *Imago Hominis (4); Online verfügbar unter https://www.selbsthilfe-alzheimer.at/app/download/29071074/Kruse+Der+Demenzkranke+als+-Mitmensch.pdf*, S. 259–266.

Kruse, A. (2017). *Lebensphase hohes Alter: Verletzlichkeit und Reife.* Berlin, Heidelberg: Springer.

La Monte, S. M., & Wands, J. R. (November; DOI: 10.1177/193229680800200619 2008). Alzheimer's disease is type 3 diabetes-evidence reviewed. *Journal of diabetes science and technology 2 (6)*, S. 1101–1113.

Lange, L., & al. (2017). Regionale Verteilung der Demenz sowie Inspruchnahme vor und nach Erstdiagnose. In A. Strom, & DAK-Gesundheit (Hrsg.), *DAK-Pflegereport 2017. Gutes Leben mit Demenz: Daten, Erfahrungen und Praxis* (S. 50–95). Heidelberg: medhochzwei Verlag.

Leong, J., Madjar, I., & Fiveash, B. (2001). Needs of Family Carers of Elderly People with Dementia Living in the Community. *Australasian Journal on Ageing 20 (3)*, DOI: *10.1111/j.1741-6612.2001.tb01775.x*, S. 133-138.

Lob-Hüdepohl, A. (2012). Sorgeethik. Skizze zur Gegenstandskonstitution, Kriteriologie und Methode einer »inwendigen« Ethik Sozialer Arbeit. In M. Zichy, J. Ostheimer, & H. Grimm (Hrsg.), *Was ist ein moralisches Problem? Zur Frage des Gegenstandes angewandter Ethik* (S. 383–411). Freiburg, München: Alber.

Mahler, C. (2020). Mahnung und Umdenken: Menschenrechte von Älteren. In O. Dibelius, & G. Piechotta-Henze (Hrsg.), *Menschenrechtsbasierte Pflege. Plädoyer für die Achtung und Anwendung von Menschenrechten in der Pflege* (S. 63–74). Bern: Hogrefe.

Margalit, A. (2012). *Politik der Würde. Über Achtung und Verachtung*. Berlin: Suhrkamp Taschenbuch Wissenschaft.

Marten, R. (2016). *Das letzte Selbst. Vortrag im Rahmen der Vortragsreihe: Demenz und Lebenskunst. Für einen neuen Umgang mit Menschen mit Demenz.* Freiburg: Katholische Akademie Freiburg.

Michell-Auli, P., & Sowinski, C. (2013, 2. Aufl.). *Die 5. Generation: KDA-Quartiershäuser. Ansätze zur Neuausrichtung von Alten- und Pflegeheimen (Zukunft gestalten – Ansätze für die Praxis, Bd. 6)*. Köln: Kuratorium Deutsche Altershilfe.

Müller-Hergl, C. (10. März 2015). *Etwas besseres als den Tod findest du überall. Über die Zumutbarkeit, mit Demenz zu leben: Ist Leben mit Demenz schlimmer als der Tod? Vortrag auf der Tagung: Das Ende planen? – Sterben und Tod in Gesellschaften des langen Lebens.* Von Careum Weiterbildung: https://www.careum-weiterbildung.ch/angebot/pdf/tagung_2015-03-10_mueller_hergl_christian.pdf abgerufen

Nationale Stelle zur Verhütung von Folter. (2019). Von Jahresbericht 2018. Berichtszeitraum 1. Januar 2018–31. Dezember 2018: www.nationale-stelle.de/fileadmin/dateiablage/Dokumente/Berichte/Jahresberichte/Nationale_Stelle_Jahresbericht_2018_01.pdf abgerufen

Netzwerk »Demenz vernetzen«. (2020). Von Care trotz Corona mit und für Menschen im Alter. Ein Nachdenk- und Diskussionspapier: https://www.kardinal-koenig-haus.at/media/care_und_corona_nachdenkpapier.pdf abgerufen

Nolan, M., Brown, J., Davies, S., Nolan, J., & Keady, J. (2006). *The Senses Framework: improving care for older people through a relationship-centred approach. Getting Research into Practice (GRiP).* Sheffield: Sheffield Hallam University.

Nussbaum, M. C. (1997). Capabilities and Human Rights. *Fordham Law Review 66 (2)*, S. 274–300.

Nussbaum, M. C. (1999, 1. Aufl.). *Gerechtigkeit oder Das gute Leben.* Frankfurt am Main: Suhrkamp Taschenbuch Wissenschaft.

Nussbaum, M. C. (2010). *Die Grenzen der Gerechtigkeit: Behinderung, Nationalität und Speziezugehörigkeit.* Berlin: Suhrkamp Taschenbuch Wissenschaft.

Nussbaum, M. C. (2011). *Creating capabilities. The human development approach.* Cambridge, Mass. [u. a.]: Harvard University Press.
Nussbaum, M. C. (2016). *Gerechtigkeit oder das gute Leben. Gender Studies.* Frankfurt am Main: Suhrkamp Taschenbuch Wissenschaft.
Nussbaum, M. C., & Sen, A. (1993). *The Quality of Life.* Oxford: University Press.
Otto, W.-G. (2012). Zugewinn im Defizit – Sinnfenster in der populären Rezeption von Demenzen. (A. Kruse, T. Rentsch, & H.-P. Zimmermann, Hrsg.) *Gutes Leben im hohen Alter. Das Altern in seinen Entwicklungsmöglichkeiten und Entwicklungsgrenzen verstehen*, S. 109–120.
Pantel, J. (2017). Alzheimer-Demenz: Frühe Diagnostik – Frühe Therapie. *Consilium Themenheft (1)*, S. 1–30.
Pantel, J. (2019). Differenzialdiagnose und Pathophysiologie der Demenz. In H. Walach, & M. Loef (Hrsg.), *Demenz – Prävention und Therapie. Ein Handbuch der komplementärmedizinischen und nichtmedikamentösen Verfahren* (S. 9–32). Essen: KVC Verlag.
Petermann, A., & al. (2017). *Das Tätigkeitsprofil von Betreuungspersonen in häuslicher Gemeinschaft.* Berufsakademie für Gesundheits- und Sozialwesen Saarland: Saarbrücken.
Remmers, H. (2019). *»Warum Gewinnstreben und Fürsorge in der Pflege unvereinbar sind«. Vortrag auf dem Hauptstadtkongress Medizin und Gesundheit – Deutscher Pflegekongress am 22.05.2019.* Berlin.
Rohra, H. (2016). *Ja zum Leben trotz Demenz! Warum ich kämpfe.* Unter Mitarbeit von Ulrike Bez. Heidelberg: medhochzwei Verlag.
Rosa, H. (2005, 1. Aufl.). *Beschleunigung. Die Veränderung der Zeitstrukturen in der Moderne.* Frankfurt am Main: Suhrkamp Verlag.
Rosa, H. (2018, 1. Aufl.). *Unverfügbarkeit.* Wien, Salzburg: Residenz Verlag.
Rothgang, H., & Müller, R. (2018). *Pflegereport 2018 (Schriftenreihe zur Gesundheitsanalyse, 12).* Berlin : BARMER GEK.
Schmidt, S. (2019). Meditation und Achtsamkeitspraxis als Demenzprävention – Konzepte und Befunde. In H. Walach, & M. Loef (Hrsg.), *Demenz – Prävention und Therapie. Ein Handbuch der komplementärmedizinischen und nichtmedikamentösen Verfahren* (S. 153–174). Essen: KVC Verlag.
Schuchter, P. (2016). *Sich einen Begriff vom Leiden Anderer machen.* . Bielefeld: transcript Verlag.
Schuhmacher, B., & al. (2010). *Innovative und herkömmliche Versorgungsstrukturen für Menschen mit schwerer Demenz im Vergleich: PflegeOASE. Abschlussbericht.* (S. G.-P. AGP Sozialforschung. Ministerium für Arbeit, Hrsg.) Freiburg/Br.: Bundesministerium für Gesundheit (BMG); Leuchtturmprojekt Demenz.
Schultz, O. (2017). *Blickwechsel – die Kunst der Demenz.* Unter Mitarbeit von Reimer Gronemeyer. Frankfurt am Main: Edition Faust.
Schulz-Nieswandt, F. (2006). *Sozialpolitik und Alter. Grundriss Gerontologie, 5.* Stuttgart: Kohlhammer.
Schulz-Nieswandt, F. (2020). *Gefahren und Abwege der Sozialpolitik im Zeichen von Corona. Zur affirmativen Rezeption von Corona in Kultur, Geist und Seele der »Altenpolitik«.* (K. D. KDA, Hrsg.) Berlin.

Schützendorf, E. (2020). *Kommunikation mit Menschen mit Demenz. Worte, Gesten und Blicke, die berühren.* Heidelberg: medhochzwei.

Schützendorf, E., & Wallrafen-Dreisow, H. (1991; Originalausgabe, 12. Aufl.). *In Ruhe verrückt werden dürfen. Für ein anderes Denken in der Altenpflege.* Frankfurt am Main: Fischer-Taschenbuch-Verlag.

Sloterdijk, P. (1996). Alte Leute und letzte Menschen. Notiz zur Kritik der Generationenvernunft. In H. P. Tews, T. Klie, & R. M. Schütz (Hrsg.), *Altern und Politik* (S. 7–21). Melsungen: Bibliomed.

Snowdon, D., & al. (1996). Linguistic Ability in Early Life and Cognitive Funktion and Alzheimer's Disease in Late Life. Findings From the Nun Study. *JAMA 275 (7)*, S. 528–532.

Society, A. G. (2015). Updated Beers Criteria for Potentially Inappropriate Medication Use in Older Adults. *Journal of the American Geriatrics Society 63 (11), DOI: 10.1111/jgs.13702*, S. 2227–2246.

Steppe, H. (2013, erw. Aufl.). *Krankenpflege im Nationalsozialismus.* Frankfurt/M.: Mabuse-Verlag.

Tesky, V. A., & Pantel, J. (2019). Gedächtnistraining oder Kognitive Stimulation – Was kann als Prävention empfohlen werden? In H. Walach, & L. Martin (Hrsg.), *Demenz – Prävention und Therapie. Ein Handbuch der komplementärmedizinischen und nichtmedikamentösen Verfahren* (S. 175–188). Essen: KVC Verlag.

Teut, M. (2019). Homöopathie bei demenziellen Erkrankungen. In H. Walach, & M. Loef (Hrsg.), *Demenz – Prävention und Therapie. Ein Handbuch der komplementärmedizinischen und nichtmedikamentösen Verfahren* (S. 249–262). Essen: KVC Verlag.

Volicer, L. (2. August 2016). Fear of Dementia. *Journal of the American Medical Directors Association 17 (10); DOI: 10.1016/j.jamda.2016.06.022*, S. 875–878.

Walach, H., & Loef, M. (2019). *Demenz – Prävention und Therapie. Ein Handbuch der komplementärmedizinischen und nichtmedikamentösen Verfahren.* Essen: KVC Verlag.

Wappelshammer, E. (2017). *Dementia Care Mapping zwischen Gewissheit und Zweifel. Personzentrierte Betreuung und Pflege von Menschen mit Demenz in einer immer moderneren Gesellschaft.* Wien: Dissertation.

Warning, A. (2019). Unkonventionelle Perspektiven zur degenerativen Demenz (Alzheimer-Demenz) – Hinweise zu Therapie und Prophylaxe aus Sicht der anthroposophisch orientierten Medizin. In H. Walach, & M. Loef (Hrsg.), *Demenz – Prävention und Therapie. Ein Handbuch der komplementärmedizinischen und nichtmedikamentösen Verfahren* (S. 263–282). Essen: KVC Verlag.

Weltzien, D., & al. (2014). *Begegnung. Gestützte Begegnungen zwischen Hochaltrigen und Vorschulkindern zur Verbesserung von Lebensqualität und sozialer Teilhabe. Die kindheitspädagogische Perspektive. Wissenschaftlicher Abschlussbericht.* Freiburg/Br.: FEL Verlag Forschung – Entwicklung – Lehre.

Zank, S. (2010). *Belastung und Entlastung von pflegenden Angehörigen.* Gießen: Psychosozial-Verlag.

Zentrum für Qualität in der Pflege (ZQP). (2017). Von Wie kann Gewalt gegen Pflegebedürftige aussehen?: www.pflege-gewalt.de/wissen/gewaltformen/ abgerufen.

»Es gibt kein zeitgemäßeres Buch.«
The Times

Adam Kucharski
Das Gesetz der Ansteckung
Was Pandemien, Börsencrashs und
Fake News gemeinsam haben
aus dem Englischen
320 Seiten mit Grafiken und Tabellen
Gebunden
€ 24,– [D]
ISBN 978-3-7776-2904-9
E-Book: epub. € 19,90 [D]
ISBN 978-3-7776-2903-2

www.hirzel.de

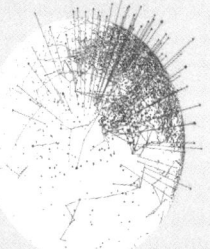

Wie sich Pandemien, Trends und Krisen in einer Zeit hoher Vernetzung ausbreiten: Epidemiologe Adam Kucharski erklärt faszinierende mathematische Ansätze und Zusammenhänge.

HIRZEL

Hirzel Verlag · Birkenwaldstraße 44 · 70191 Stuttgart · T. 0711 2582 341 · Mail service@hirzel.de

Der Wunsch nach »sanfter Medizin« hat einen neuen Markt geschaffen – mit teils lebensgefährlichen Folgen. Beate Frenkel

Beate Frenkel
Pillen, Heiler, Globuli
Das Geschäft mit der Alternativmedizin
208 Seiten
Klappenbroschur
€ 18,– [D]
ISBN 978-3-7776-2849-3
E-Book: epub. € 13,90 [D]
ISBN 978-3-7776-2850-9

www.hirzel.de

Rund um die Alternativmedizin ist eine Industrie entstanden, die das Misstrauen gegenüber der Pharmaindustrie, der Medizin und den Medien bedient. Beate Frenkel fragt nach: Woher kommt dieser Boom? Eindringliche Beispiele werden mit Aussagen von Ärzten, Patienten und Alternativmedizinern belegt.

HIRZEL

Hirzel Verlag · Birkenwaldstraße 44 · 70191 Stuttgart · T. 0711 2582 341 · Mail service@hirzel.de

» Es gab nie eine bessere Zeit, um das heutige Ernährungssystem infrage zu stellen. «

The Times

Dr. Malte Rubach
Die Ökobilanz auf dem Teller
*Wie wir mit unserem Essen
das Klima schützen können.*
208 Seiten, 5 Abbildungen
Klappenbroschur
€ 18,– [D]
ISBN 978-3-7776-2876-9
E-Book: epub. € 13,90 [D]
ISBN 978-3-7776-2877-6

www.hirzel.de

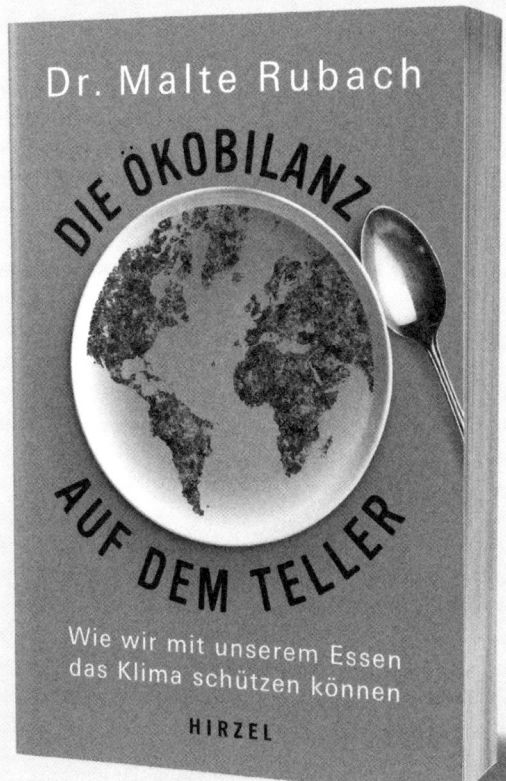

Wie viel CO_2 verursacht eine Portion Spaghetti bolognese? Etwa 1,5 Kilogramm! – Malte Rubach schaut genauer hin und liefert eine Bestandsaufnahme unseres Ernährungssystems sowie von dessen Auswirkungen auf das Klima. Wir leben in einer Gesellschaft, die durch Technisierung und steigenden Ressourcenverbrauch geprägt ist. Rubach plädiert für einen maßvollen Genuss und zeigt, was wir in Deutschland guten Gewissens noch essen können.

HIRZEL

Hirzel Verlag · Birkenwaldstraße 44 · 70191 Stuttgart · T. 0711 2582 341 · Mail service@hirzel.de